中医护理技能综合应用手册

主编 包 月 刘淑娟

天津出版传媒集团

天津科学技术出版社

图书在版编目（ＣＩＰ）数据

中医护理技能综合应用手册 / 包月, 刘淑娟主编
. -- 天津：天津科学技术出版社, 2021.4

ISBN 978-7-5576-9057-1

Ⅰ.①中… Ⅱ.①包… ②刘… Ⅲ.①中医学－护理学－手册 Ⅳ.①R248-62

中国版本图书馆CIP数据核字(2021)第071409号

中医护理技能综合应用手册

ZHONGYI HULI JINENG ZONGHE YINGYONG SHOUCE

责任编辑：李　彬

责任印制：兰　毅

出　　版：天津出版传媒集团
　　　　　　天津科学技术出版社

地　　址：天津市和平区西康路35号

邮　　编：300051

电　　话：(022)23332377（编辑部）

网　　址：www.tjkjcbs.com.cn

发　　行：新华书店经销

印　　刷：山东联志智能印刷有限公司

开本 787×1092 1/16 印张 14.25 字数 315 000

2021年4月第1版第1次印刷

定价：88.00 元

张　茜　山东中医药大学附属医院

张会存　山东中医药大学附属医院

张丽娜　山东中医药大学附属医院

邵海毅　山东中医药大学附属医院

赵超群　山东中医药大学附属医院

侯　森　山东中医药大学附属医院

姜洪彪　山东中医药大学附属医院

高久肖　山东中医药大学附属医院

崔文娟　山东中医药大学附属医院

前　言

　　中医护理学是中医学的重要组成部分，是在中医理论指导下，应用整体观念、辨证施护的方法、传统的护理技术，指导临床护理、预防、养生、保健和康复的一门实践性很强的学科。中医护理学内涵丰富，体系完整，包含了理念、方法、技术和功能四个层面，其中技术上，传统的中医护理技术，如艾灸、拔罐、刮痧、熏洗、穴位按摩、耳穴贴压等，具有简、便、验、廉的特点，逐步向临床、社区、家庭延伸，在养生康复保健等方面发挥独特的功效。随着中医护理学科的迅速发展，中医护理新技术、新方法不断涌现。为进一步规范常用中医护理技术操作规程，提高护士实际操作能力，保障护理安全，同时为护理管理者提供考核标准，《中医护理技能综合应用手册》依据行业人才培养和需求，顺应各级医院改革新发展要求编写。主要目的是使护理人员能够通过本书认识了解中医特色护理技术操作流程、评分标准、穴位定位等，在临床护理实践过程中能够学以致用为患者服务。

　　本书共分两篇，上篇为三十三项中医技术，包括电针法、穴位注射法、耳尖放血法、腕踝针法、灸法等中医技术的操作流程及案例分析。下篇为常用穴位指引，包括取穴方法、常用体穴处方等。本着"以患者为中心"的服务理念将每一项中医护理技术操作流程和评分标准细化，使护理人员在培训中明确每一步骤的操作方法、评分原则、穴位的定位，同时以临床案例为导引，指导中医护理人员在临床实践中更加规范、科学地为患者实施中医护理技术，通过精湛、人性化的中医护理技能，为患者提供更高质量的中医护理服务。

　　本书兼顾了中、西医医院护理人员及学校教师、护生的需求，体现临床好用、教师好教、学生好学的"三好"特点，简明扼要，内容全面，与时俱进。以基础理论、基本知识、基本技能为原则，坚持科学性、先进性、启发性、适用性的要求，整体规划，强化特色，将各类中医护理操作详细划分，并与中医基础理论知识、临床案例相结合，详细阐述各项操作的知识点。

　　本书在编写过程中参考了各中医特色护理操作技术的相关书籍以及《中医基础理论》《中医护理学》等方面的教材。在此向原书作者表达诚挚的谢意。由于时间紧，经验有限，书中不当之处敬请广大护理同仁提出宝贵意见，予以指正。

目　录

上篇　三十三项中医技术 ……………………………………………… 1

电针法 …………………………………………………………………… 1

穴位注射法 ……………………………………………………………… 7

耳尖放血法 ……………………………………………………………… 13

腕踝针法 ………………………………………………………………… 18

艾条灸 …………………………………………………………………… 24

艾炷灸 …………………………………………………………………… 30

温针灸 …………………………………………………………………… 36

雷火灸 …………………………………………………………………… 42

热敏灸 …………………………………………………………………… 49

陶罐灸 …………………………………………………………………… 56

面饼灸 …………………………………………………………………… 61

麦粒灸 …………………………………………………………………… 67

督灸 ……………………………………………………………………… 74

脐灸 ……………………………………………………………………… 81

悬灸 ……………………………………………………………………… 88

中药泡洗技术 …………………………………………………………… 94

中药熏蒸技术 …………………………………………………………… 99

结肠水疗技术 …………………………………………………………… 105

穴位敷贴技术 …………………………………………………………… 111

中药冷敷技术 …………………………………………………………… 117

中药湿热敷技术 ………………………………………………………… 123

中药热熨敷技术 ………………………………………………………… 128

冰硝散外敷技术 ………………………………………………………… 134

中药涂药技术 …………………………………………………………… 139

中药热奄包 ……………………………………………………………… 145

中药封包技术 …………………………………………………………… 151

中药塌渍技术 …………………………………………………………… 157

蜡疗技术 ………………………………………………………………… 162

中药离子导入技术 ……………………………………………………… 168

中药灌肠 ………………………………………………………………… 173

小儿中医定向透药技术 ……………………………………… 179

妇科腔内理疗技术 …………………………………………… 184

神灯照射 ……………………………………………………… 189

下篇　常用穴位指引 **194**

取穴方法 ……………………………………………………… 194

循经取穴 ……………………………………………………… 196

临床常用体穴处方 …………………………………………… 209

常用耳穴定位 ………………………………………………… 215

上篇　三十三项中医技术

电针法

一、概念

电针法是利用直流电通过电极片贴敷于患者相应穴位上，不间断微电流刺激相应腧穴达到舒经活络、驱寒化湿的功效。在妇科常用来促进卵泡增长与发育、亦可辅助排卵之功效。是替代针灸治疗的一种无创操作方法。

二、基本知识

1.操作目的

（1）解除或缓解各种急、慢性疾病的临床症状。

（2）通过舒经活络、驱寒化湿的功能,达到防治疾病的目的。

2.操作前准备

（1）思想准备：在治疗前,医者和患者双方都必须做好思想准备,然后才可以进行治疗。

（2）选择用物：电针治疗仪、4个电极片、阴阳电机线各两根、垫布、纱布。

（3）选择体位：患者取舒适体位，暴露治疗部位。

（4）消毒：在治疗前必须进行严格消毒，器械的消毒、医者手指及施术部位的消毒。

3.操作重点步骤

（1）打开电源开关，将阴阳电极分别置于患者身体两侧，在末端安置四个电极片，遵医嘱取穴并将电极片贴于相应部位，启动输出，调节电流强度，至患者耐受为宜，具体操作参照仪器说明书进行。妇科常用腧穴：两侧外陵穴、两侧三阴交。

（2）治疗中询问患者感受，调节电流强度。

（3）治疗结束，取下电极板，用纱布擦干局部皮肤，观察皮肤情况。

三、适用范围

1.适用于慢性腰肌劳损、颈肩腰腿及关节疼痛、周围神经损伤等治疗，有缓解肌肉痉挛、神经肌电促通等的作用，同时也有放松肌肉、消除疲劳和促进血液循环的作用。

2.在妇科常用来促进卵泡增长与发育，亦可辅助排卵。

四、护理评估及观察要点

1.主要症状、既往史及过敏史、是否妊娠。

2.感知觉及局部皮肤情况。

3.心理状况。

五、告知及注意事项

1.治疗期间会产生正常的针刺感和蚁走感，护士可根据患者感受调节电流强度。

2. 若局部有烧灼或针刺感不能耐受时，立即通知护士。
3. 治疗部位有金属异物者、带有心脏起搏器者慎用此治疗方法。
4. 注意操作顺序，防止电击患者。
5. 治疗时注意遮挡保护隐私，注意保暖。
6. 治疗过程中要注意观察患者的反应和机器运行情况。

六、操作流程图

【电针法操作流程及要点说明】

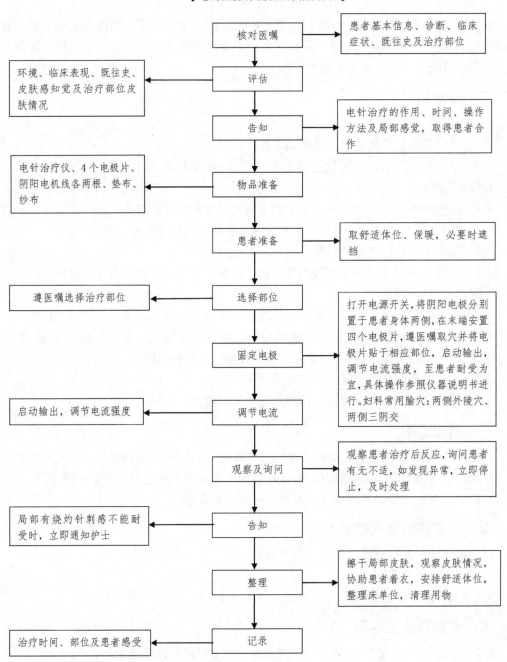

七、操作考核评分标准

项目		要求	应得分	扣分	扣分细则
素质要求		仪表大方，举止端庄，态度和蔼	5	5	每项不符合要求各扣1分
		服装、鞋帽整齐，符合要求			服装及鞋帽不符合要求各扣1分
操作前准备	护士	核对医嘱 遵照医嘱要求核对执行单	6	25	未核对报告床号、姓名、证型、治疗方法、穴位名称各扣1分
	评估	核对：床号、姓名、诊断 介绍 解释 患者理解与配合 评估环境	10		未核对床尾卡扣1分 未核对腕带扣1分 未解释操作方法和目的各扣1分 未告知可能发生的情况（如针刺感、烧灼感）扣1分 未评估禁忌症（如治疗部位有金属异物、带有心脏起搏器、妊娠等）扣1分 未评估过敏史扣1分 未评估患处皮肤情况扣1分 未评估患者感知觉情况扣1分 未评估环境扣1分 未调节室温扣1分
	物品	电针治疗仪1台、电极片4个、阴阳电机线各2根、纱布、污物桶、手消液	6		缺一项扣1分 物品准备不符合要求一项扣1分
	护士	洗手 戴口罩	3		未洗手扣2分 洗手不符合要求扣1分 不戴口罩扣1分
操作流程	核对体位	再次核对 体位舒适合理 遮挡 暴露治疗部位 保暖	5	42	未核对扣2分 核对不全（床号、姓名、证型、方法、穴位）每项扣1分 体位不舒适扣2分 未遮挡患者（拉上床幔）扣1分 未暴露或暴露部位不充分扣1分 未采取保暖措施扣1分
	定位	显示定位方法同时口述取穴方法	5		取穴错误每穴扣3分 口述与实际取穴不符扣2分
	治疗	清洁局部皮肤，并保持湿润 打开电源 将阴阳电极分别置于患者身体两侧，在末端安置四个电极 将电极片贴于相应穴位	15		未清洁湿润皮肤扣2分 未打开电源扣2分 电极未放于身体两侧扣5分 未在末端安置四个电极片扣5分 电极片未贴在相应穴位上扣5分 未启动输出键扣2分

项目		要求	应得分	扣分	扣分细则
		启动输出 治疗期间会产生正常的针刺感和蚁走感，护士可根据患者感受调节电流强度 治疗时间一般为20～30分钟			未调节电流强度扣3分 如患者主诉疼痛未停止治疗扣5分
	询问	询问患者有无不适 告知患者应注意的事项	6		未询问患者的感觉扣2分 未告知注意事项扣5分 告知内容不全（保暖、避风寒、禁抓挠）每项扣1分
	关闭仪器	关闭电源 取下电极板	3		未关闭电源扣2分 未取下电极板扣1分
	观察	观察局部皮肤及病情变化 询问患者有无不适	5		未观察患者皮肤及病情变化扣3分 未询问患者感受扣2分
	治疗结束	清洁局部皮肤 保暖	3		未清洁皮肤扣3分 清洁皮肤方法不当（不能擦，应沾拭）扣1分 未保暖扣1分
操作后	整理	合理安排体位 整理床单位	5	20	安排体位不合理扣2分 未整理床单位扣2分 整理床单位不符合要求扣1分
		清理用物 用物处理符合要求	5		用物处理不符合要求扣2分 未处理扣2分
	评价	询问患者的自我感觉 目标达到的程度 再次核对	5		未评价效果扣3分 评价不符合要求扣1分 未再核对扣2分
	洗手记录	七步洗手法 记录 签名	5		未洗手扣2分 洗手不符合要求扣1分 未记录扣2分； 只口述不记录扣1分 记录内容不全扣1分（日期、床号、姓名、病证、方法、穴位、签名）
终末评价		操作熟练、流畅 定位部位准确 方法正确；仪器使用熟练护患沟通有效，患者感觉满意	8	8	每项不符合要求各扣2分
合计			100		

八、案例分析

病例描述：

患者，女，74岁，因左侧肢体活动不利4月，加重伴意识欠清1天于2020年8月7日以中风病收入院，现患者左侧肢体活动不利，神志欠清，言语欠清晰，饮水呛咳，神志淡漠，情绪急躁，易怒，易激惹，纳眠可，夜尿频数，大便干，一日一行。

既往史：脑梗死病史4月余，高血压病史20余年，心律失常病史10余年。

个人史：出生并生长于原籍，无长期外地居住史，否认药物及毒品成瘾史。

过敏史、家族史：否认食物及药物过敏史。

婚育史：适龄婚配，配偶及子女均体健。

社会、心理状态：医保费用，家庭和睦，疾病部分认知。

体格检查：T36.5℃，P75次/分，R18次分，BP150/90mmHg；左上肢近端肌力4级，远端肌力4级；右下肢近端肌力5级，远端肌力5级；左上肢近端肌力4级，远端肌力4级；右下肢近端肌力5级，远端肌力5级。双侧Babinski征阳性，NIHSS评分3分，Barthelpingfen 40分，洼田饮水试验Ⅱ。

颅脑MRI示：右侧侧脑室急性梗死兆。

辨症：

望（5）：患者面色稍黄，形体正常，语气清，气息平，舌暗，苔黄。

闻（5）：患者神志欠清，言语欠清晰。

问（5）：左侧肢体活动不利，饮水呛咳，神志淡漠，情绪急躁，易怒，易激惹，纳眠可，夜尿频数，大便干。

切（5）：脉沉涩。

主症（10）：左侧肢体活动不利，神志欠清，言语欠清晰，饮水呛咳，神志淡漠。

兼症（10）：情绪急躁，易怒，易激惹，纳眠可，夜尿频数，大便干。

诊断（10）：中风病。

证属（10）：风痰瘀阻。

病因（5）：正气亏虚，劳倦内伤，阴阳失调，气血逆乱。

病位（5）：脑。

辩证分析（10）：阴虚生风，脾胃失司，气血津液运行不畅，痰浊内生，风挟痰、瘀阻于脑络。

技术操作方案（10）：

中医技术	穴位或部位
1.电针治疗	肩井、曲池、合谷、外关、委中、昆仑、悬钟、阳陵泉
2.耳穴压豆	大肠、直肠、三焦、脾、皮质下
3.中药熏洗	患肢
4.穴位按摩	廉泉、哑门、承浆、通里
5.穴位拍打	患肢手阳明大肠经(上肢段)、足阳明胃经(下肢段)

健康指导（10）：

（一）生活起居

1.调摄情志、建立信心，起居有常、不妄作劳，戒烟酒、慎避外邪。

2. 注意安全，防呛咳窒息、防跌倒坠床、防压疮、防烫伤、防走失等意外。

（二）饮食指导

风痰瘀阻证，进食祛风化痰开窍的食品，如山药、荸荠、黄瓜。食疗方：鱼头汤。忌食羊肉、牛肉、狗肉等。

（三）情志调理

1.语言疏导法　运用语言，鼓励病友间多沟通、多交流。鼓励家属多陪伴患者，家庭温暖是疏导患者情志的重要方法。

2. 移情易志法　培养患者某种兴趣、爱好，以分散患者注意力，调节其心境情志。

3. 五行相胜法　在情志调护中，护士要善于运用五行制约法则，即"怒伤肝，悲胜怒；喜伤心，恐胜喜；思伤脾，怒胜思；忧伤肺，喜胜忧；恐伤肾，思胜恐"。同时，要注意掌握情绪刺激的程度，避免刺激过度带来新的身心问题。

穴位注射法

一、概念

穴位注射法是一种以针刺和药物注射相结合的治疗疾病的方法。

二、基本知识

1. 操作目的

解除或缓解各种急、慢性疾病的临床症状。

2. 操作前准备

（1）思想准备：在针刺治疗前,医者和患者双方都必须做好思想准备,然后才可以进行针刺。

（2）选择针具：根据使用药物的剂量大小及针刺的深度选用不同的注射器和针头，常用针头为4号～6号普通注射针头，牙科用5号长针头，封闭用长针头。

（3）选择穴位：原则同针刺法,但作为本选腹部或四肢的特定穴部位,常结合经络、穴位、按诊法出现的条索、结节、压痛,以及皮肤法的特点,以选取阳性反应点为主。例的凹陷、隆起、色泽变异等反应选取;软组织损伤可选取最明显的压痛点。一般每次选如背部胸2～4穴,以精为要,不宜过多。

（4）消毒：在针刺治疗前必须进行严格消毒，医者手指及施术部位的消毒。

3. 操作重点步骤

（1）评估患者当前主要临床表现、既往史, 局部皮肤情况, 有无感觉迟钝/障碍, 对疼痛的耐受程度、心理状态。

（2）首先让患者取舒适体位,选择适宜的一次性注射器或消毒注射器和针头,抽取适量的药液,在穴位局部消毒后,左手按压在已消毒的穴位周围皮肤,右手持注射器对准穴位或阳性反应点快速刺入皮下,而后将针缓慢刺入。针下得气后,回抽注射器无血,便可将药液缓慢注入。如所用药液较多时,可由深至浅,边推药液边退针,或将药液向多个方向注射。

（3）推注完药液后快速出针,用消毒干棉球按压针孔1分钟。

（4）观察患者用药后症状改善情况，安置舒适体位。

三、适用范围

适用于多种慢性疾病引起的如眩晕、呃逆、腹胀、尿潴留、疼痛等症状。

四、护理评估及观察要点

1. 当前主要症状、临床表现及既往史。

2. 针刺取穴部位的局部皮肤情况。

3. 对疼痛的耐受程度。

4. 心理状况。

五、告知及注意事项

1.注射部位会出现疼痛、酸胀的感觉属于正常现象，如有不适及时告知护士。

2.局部皮肤有感染、瘢痕、有出血倾向及高度水肿者不宜进行注射，孕妇下腹部及腰骶部不宜进行注射。

3.注意针刺角度，观察有无回血。避开血管丰富部位，避免药液注入血管内，患者有触电感时针体往外退出少许后再进行注射。

4.注射药物患者如出现不适症状时，应立即停止注射并观察病情变化。

六、操作流程图

【穴位注射法操作流程及要点说明】

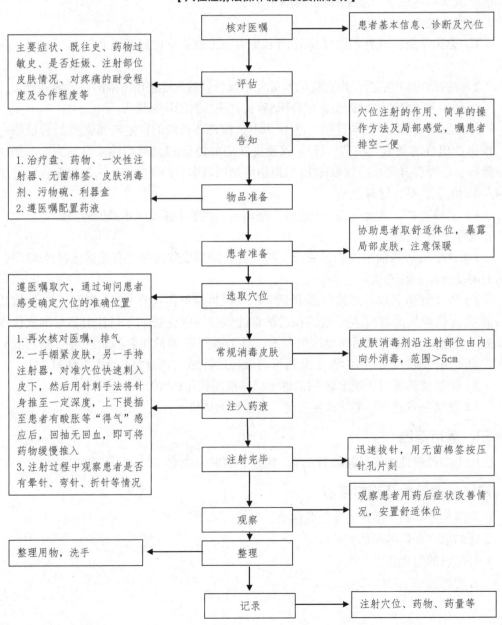

七、操作考核评分标准

项目		要求	应得分	扣分	评分细则
素质要求		仪表大方,举止端庄,态度和蔼 服装、鞋帽整齐,符合要求	5	5	头发、指甲、妆容不符合要求扣1分 举止不符合要求扣1分 态度不符合要求扣1分 衣兜内物品不分类放置扣1分 服装鞋帽不符合要求各扣1分
操作前准备	护士	核对医嘱:遵照医嘱要求核对执行单	6	27	未(核对)报告床号、姓名、病名、证候、治疗方法、穴位名称各扣1分
	评估	核对:床号、姓名、诊断 介绍 解释 患者理解与配合 评估环境	9		未核对床尾卡扣1分 未核对腕带扣1分 未解释操作方法和目的各扣1分 诱导式提问、直接喊床号各扣一分 未征求患者同意扣1分 未评估禁忌症(如孕妇的下腹、腰骶部、合谷等禁针,对药物过敏者禁用)扣2分 未评估患处皮肤情况扣1分 未评估环境扣1分
	物品	治疗盘、弯盘、一次性使用无菌注射器、碘伏、无菌棉签、药液、砂轮	7		缺一项扣1分
	护士	洗手 戴口罩	3		未洗手扣2分,洗手不符合要求扣为1分 不戴口罩扣1分
操作流程	配液	开瓶一次完成 抽液方法正确 不余、不漏、不污染	8	51	锯安瓿、开瓶未一次完成扣2分 抽液方法不正确扣2分 余液,漏液每项扣1分 污染扣2分
	核对	再次核对 确定手指同身寸 体位舒适合理 遮挡 暴露注射部位 保暖	9		未核对扣2分 核对不全(床号、姓名、证型、方法、穴位)每项扣1分 未使用手指同身寸或其他骨度测量法扣2分 使用手指同身寸方法不正确扣1分 体位不舒适扣2分 未口述遮挡病人(拉上床幔)扣1分 未暴露或暴露注射部位不充分扣1分 未采取保暖措施扣1分
	定位	显示定位方法同时口述取穴方法	8		取穴错误每穴扣3分 口述与实际取穴不符扣2分

皮肤消毒	消毒皮肤范围、方法正确	3	消毒范直径小于5cm扣1分,消毒方法不对扣2分 未消毒终止操作
排气	排气方法正确 不浪费药液 再次核对	3	排气方法不正确扣1分 浪费药液扣1分 未再次核对扣1分
注射	再次核对 右手持注射器,固定针栓 左手拇指、中指绷紧皮肤 进针角度、深度适宜 上下提插有"得气"感 回抽检查无回血 注射速度适宜	10	注射时未核对扣2分 未固定针栓扣1分 未绷紧皮肤扣1分 未垂直进针扣1分 上下提插患者无酸胀感扣3分 未回抽检查有无回血扣1分 注射速度过快扣1分
拔针	迅速拔针,用无菌棉签按压进针点	3	拔针不熟练扣1分 棉签按压方法不正确扣2分
观察	再次核对 观察用药后反应 告知患者注意事项	7	未核对扣2分 未询问患者有无不适扣3分 未告知患者注意事项扣2分
操作后 整理	整理床单位,合理安排体位 整理用物,垃圾分类处理	3 (7)	未整理床单元扣1分 未安排舒适体位扣1分 垃圾处理不正确扣1分
记录	按七步洗手法洗手 按要求记录及签名	4	洗手不符合要求扣1分,未洗手扣2分 记录内容不全扣1分(时间、床号、姓名、病证、方法、穴位、签名) 未记录扣2分
终末评价	选穴正确;操作熟练,运用手法正确;体位合理;护患沟通有效;患者感觉满意 无菌观念强;	10 / 10	每项不符合要求扣2分
合计		100	

八、案例分析

病例描述:

患者,女,69岁,20年前无明显诱因出现右膝关节肿胀,无疼痛,10年前肿胀加重,膝关节变形且行走距离缩短。于8月19日上午8:00在硬腰联合麻醉下行右侧人工全膝关节置换术，术后患者自述排尿困难，尿道坠胀刺痛，小腹胀满疼痛。查体可见腹部膨隆明显。患者情绪紧张，烦躁不安，轻度头晕目眩，周身乏力，饮食可，睡眠差，入睡困难。

既往史:自述甲状腺囊肿病史及甲减病史5年余，腔隙脑梗死病史数十年，2018年因左股骨颈骨折于我院行骨折切开复位内固定术，现恢复良好，内固物未取出。

个人史：出生并生长于原籍，无长期外地居住史，生活条件可，无烟酒不良嗜好，否认药物及毒品成瘾史。

过敏史、家族史：否认食物及药物过敏史，丧偶，子女体健，否认重大家族遗传病史。

婚育史：适龄婚配，育有一子一女。

社会、心理状态：医保费用，家庭和睦，疾病部分认知。

体格检查：T36.6℃，P76次/分，R19次分，BP126/84mmHg；VTE评分6分

辩症：

望（5）：患者面色苍白，舌质暗红，苔薄白。

闻（5）：患者情绪紧张，烦躁不安，倦怠懒言。

问（5）：患者排尿困难，小腹胀痛，情绪紧张，轻度头晕目眩，周身乏力。

切（5）：脉数。

主症（10）：排尿困难，尿道坠胀刺痛，小腹胀满疼痛。

兼症（10）：情绪紧张，烦躁不安，轻度头晕目眩，周身乏力，入睡困难。

诊断（10）：癃闭。

证属（10）：气滞血瘀。

病因（5）：气血瘀滞，气机不畅，经脉损伤而至膀胱气化不利，小便淤滞。

病位（5）：肾。

辨症分析（10）：情志不遂，则肝气郁滞，疏泄失职。少气懒言、疲倦乏力，故气滞血瘀，气机不畅。

技术操作方案（10）：

中医技术	穴位或部位
1.穴位贴敷	水道穴
2.耳穴压豆	肾 输尿管 膀胱 皮质下 内分泌
3.穴位注射	双侧足三里
4.穴位按摩	水道 中枢 三阴交
5.艾灸	肾俞 膀胱俞 三阴交 阳陵泉

健康指导（10）：

（一）生活起居

1.保持病室环境安静，环境柔和，空气新鲜，温湿度适宜，避免噪音刺激而加重病情。

2.注意休息，规律作息，防止过度劳累，戒烟酒。

3.注意个人卫生，每日温水冲洗会阴部。

（二）饮食指导

气滞血瘀者，宜食用清热利湿的食物,如莲藕、山茼蒿、萝卜叶等，忌食燥热辛辣饮食。食疗方：夏枯草茵陈横脷汤等。

（三）情志调理

1.多与患者沟通，向患者解释引起尿潴留的原因，采用引导、鼓励、支持、暗示等心理学方法对患者心理施加影响，缓解患者的紧张情绪。

2.鼓励患者表达内心感受，保持身心舒畅，切忌忧思恼怒。

3.教会患者心理放松技术，如呼吸调节、肌松训练、音乐治疗等，使患者身心得到高度放松。

耳尖放血法

一、概念

耳尖放血疗法,是中医学的一种针灸疗法,用三棱针点刺耳尖血放出血液的方法。

二、基本知识

1.操作目的

（1）具有祛风清热、清脑明目、退热消炎、镇痛、降压之功效。

（2）通过疏通经络,调整肺腑气血功能,促进机体的阴阳平衡,达到防治疾病的目的。

2.操作前准备

（1）思想准备：在治疗前,医者和患者双方都必须做好思想准备,然后才可以进行操作。

（2）选择用物：治疗盘、治疗卡、弯盘、手套、皮肤消毒液、棉签、三棱针、免洗手消毒液、锐器盒、污物桶。

（3）选择体位：协助患者取舒适体位,暴露局部皮肤,注意保暖。

（4）消毒：在针刺治疗前必须进行严格消毒,消毒包括针具及器械的消毒、医者手指及消毒耳郭皮肤,消毒范围视耳郭大小而定。

3.操作重点步骤

（1）评估患者当前主要临床表现、既往史,局部皮肤情况,有无感觉迟钝/障碍,对疼痛的耐受程度、心理状态。

（2）确定定穴位后,一手持三棱针及棉签,另一手固定耳郭,对准穴位迅速刺入1~2mm深,随即出针,弃针至锐器盒内。

（3）放血：用双手拇指从远端向近端轻轻挤压,使其自然出血,继而用棉签吸收血滴,出血量一般根据病情,体质而定,每次放血约20滴。放血过程中观察患者有无不适。

（4）操作完毕,按压至不出血整理用物,取下手套,口罩,关闭污物桶,手消毒液清洁双手。

三、适用范围

1.年龄在18岁到70岁之间的原发性高血压患者。

2.中医辨症为肝阳上亢证的患者。它主要表现为:头痛,眩晕,面红目赤,或者面部烘热,烦躁易怒,口苦而渴,脉弦等。

四、护理评估及观察要点

1.当前主要症状、临床表现及既往史。

2.耳针部位的皮肤情况。

3.女性患者的生育史,有无流产史,,当前是否妊娠。

4.对疼痛的耐受程度。

5.心理状况。

五、告知及注意事项

1.放血过程中出现头昏、眼花、恶心、颜面苍白、心慌出汗等不适现象，及时告知护士。

2.个别患者在治疗过程耳尖部位可能出现瘀青。

3.放血后耳部注意清洁，饮食宜清淡。

4.放血部位会出现疼痛、酸胀的感觉属于正常现象，如有不适及时告知护士。

六、操作流程图

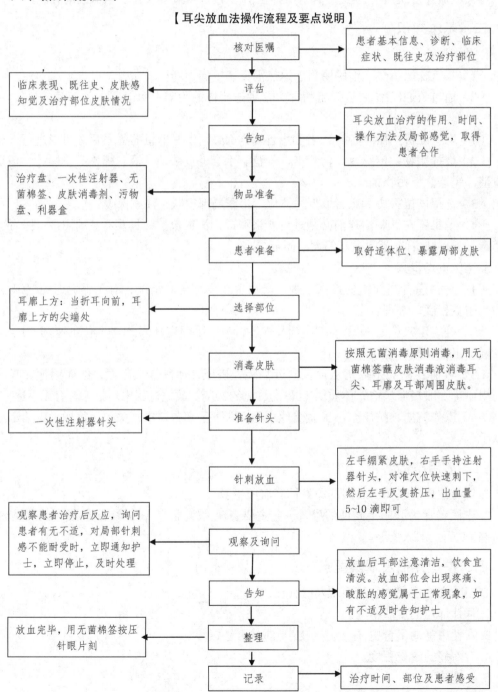

【耳尖放血法操作流程及要点说明】

| 核对医嘱 → | 患者基本信息、诊断、临床症状、既往史及治疗部位 |

临床表现、既往史、皮肤感知觉及治疗部位皮肤情况 ← 评估

告知 → 耳尖放血治疗的作用、时间、操作方法及局部感觉，取得患者合作

治疗盘、一次性注射器、无菌棉签、皮肤消毒剂、污物盘、利器盒 ← 物品准备

患者准备 → 取舒适体位、暴露局部皮肤

耳廓上方：当折耳向前，耳廓上方的尖端处 ← 选择部位

消毒皮肤 → 按照无菌消毒原则消毒，用无菌棉签蘸皮肤消毒液消毒耳尖、耳廓及耳部周围皮肤。

一次性注射器针头 ← 准备针头

针刺放血 → 左手绷紧皮肤，右手手持注射器针头，对准穴位快速刺下，然后左手反复挤压，出血量5~10滴即可

观察患者治疗后反应，询问患者有无不适，对局部针刺感不能耐受时，立即通知护士，立即停止，及时处理 ← 观察及询问

告知 → 放血后耳部注意清洁，饮食宜清淡。放血部位会出现疼痛、酸胀的感觉属于正常现象，如有不适及时告知护士

放血完毕，用无菌棉签按压针眼片刻 ← 整理

记录 → 治疗时间、部位及患者感受

七、操作考核评分标准

项目		要求	应得分	扣分	扣分细则
素质要求		仪表大方，举止端庄，态度和蔼	5	5	每项不符合要求各扣1分
		服装、鞋帽整齐，符合要求			服装及鞋帽不符合要求各扣1分
操作前准备	护士	核对医嘱 遵照医嘱要求核对执行单	6	25	未核对床号、姓名、证候、治疗方法、穴位名称各扣1分
	评估	核对：床号、姓名、诊断 介绍 解释 患者理解与配合 评估环境	10		未核对床尾卡扣1分 未核对腕带扣1分 未解释操作方法和目的各扣1分 未告知可能发生的情况（皮肤破损）扣1分 未评估禁忌症（如妊娠、出血倾向、高度水肿等）扣1分 未评估耳部皮肤情况扣1分 未评估环境扣1分
	物品	治疗盘1个、1mL注射器1个、无菌棉签1包、皮肤消毒剂1瓶、治疗碗1个、利器盒1个、污物桶、手消毒液	6		缺一种扣1分 物品准备不符合要求一项扣1分
	护士	洗手 戴口罩	3		未洗手扣2分； 洗手不符合要求扣1分 未戴口罩扣1分
操作流程	核对体位	再次核对相关信息 体位舒适合理	5	42	未再次核对扣2分 核对不全（床号、姓名、证候、方法、穴位）每项扣1分 体位不舒适扣2分
	定穴	按摩耳郭 取耳尖穴折耳向前，耳郭上方的尖端处	5		未按摩耳郭使其充血扣1分 手法不正确扣3分 选取方法不正确扣3分 动作粗暴（过度扯拉耳郭）扣2分
	皮肤消毒	消毒耳尖、耳郭及耳部周围皮肤	7		消毒范围过小扣3分 棉签过饱和扣3分
	针刺	左手固定耳郭，右手持注射器针头，对准穴位快速刺下1~2mm深，随即出针 左手反复挤压，出血量5~10滴（每滴约5mm直径大小）	15		未固定耳廓扣5分 手法不熟练（笨拙）扣5分 针刺穴位不准确扣5分 出血量<5滴或>10滴扣2分
	观察	观察局部皮肤及病情变化，询问患者有无不适	5		未观察患者皮肤及病情扣3分 未询问患者感受扣2分

项目		要求	应得分	扣分	扣分细则
操作后					患者对局部针刺感不能耐受时停止操作
	治疗结束	放血结束棉签按压片刻 告知患者注意事项	5		未按压针眼处扣2分 未告知患者注意事项扣3分 告知内容不全（防水、疼痛不止等）缺一项扣1分
	整理	合理安排体位 整理床单位	5		未按置体位扣2分 未整理床单位扣2分 整理床单位不到位扣1分
		清理用物	5		未处理扣3分 用物处理不符合要求扣1分
	评价	询问患者的自我感觉 目标达到的程度 再次核对	5	20	未评价患者扣3分 评价不符合要求扣1分 未再次核对扣2分
	洗手记录	七步洗手法 按要求记录 签名	5		未洗手扣2分 洗手不符合要求扣1分 未记录扣2分；只口述不记录扣1分 记录内容不全各扣1分（日期、床号、姓名、病证、方法、穴位、签名）
终末评价		部位准确 操作熟练、轻巧 局部消毒合理 体位舒适 护患沟通有效	8	8	每项不符合要求各扣2分
合计			100		

八、案例分析

病例描述：

患者，女，37岁，1天前患者不明原因右眼下眼睑出现一肿大的非化脓性包块，局部红肿，微痒，伴右眼流泪，于当地诊所自购消炎药口服效果不佳，随来我院。现患者右眼下眼睑扪及麦粒样硬结，压痛拒按伴流泪。无发热及视物模糊，无头痛、头晕。发病以来夜间睡眠差，入睡困难，多梦，饮食正常，二便调。

既往史：既往体健，否认有肝炎、结核等传染病史。

个人史：出生并生长于原籍，无长期外地居住史，否认药物及毒品成瘾史。

过敏史、家族史：否认食物及药物过敏史，家人均体健。

婚育史：适龄婚配，配偶及子女均体健。

社会、心理状态：医保费用，家庭和睦，疾病部分认知。

体格检查：T36.4℃，P70次/分，R16次分，BP126/80mmHg;

心电图示：窦性心律。

辨症：

望（5）：患者营养发育正常，面色红润，舌苔薄白。

闻（5）：患者语声高亢有力。

问（5）：无发热及视物模糊，无头痛、头晕。

切（5）：脉浮数。

主症（10）：右眼下眼睑局部红肿伴流泪1天。

兼症（10）：夜间睡眠差，入睡困难，多梦。

诊断（10）：针眼病。

证属（10）：风热客睑症。

病因（5）：风热之邪直袭胞睑，滞留局部脉络，气血不畅。

病位（5）：胞睑。

辨症分析（10）：风热之邪客于胞睑，气血壅阻，故胞睑红肿痒痛、生小硬结。

技术操作方案（10）：

中医技术	穴位或部位
1.耳尖放血	耳尖
2.耳穴压豆	肝 肾 神门 心 皮质下 内分泌
3.中药熏蒸	眼
4.穴位按摩	睛明 承泣 四白 攒竹

健康指导（10）：

（一）生活起居

1.患者生活起居有节，戒烟酒，注重适当休息，避免身体过劳。

2.避免视力疲劳及强光刺激，注意用眼卫生。

3.保持睡眠充足，有失眠或神经衰弱者，应遵医嘱给予镇静安神药。

（二）饮食指导

多吃清淡的蔬菜，忌食辛辣油腻的食物，戒除烟酒，宜食滋阴降火的食品，如莲子、黄瓜、西红柿等；食疗方：绿豆汤、猪肝炒木耳等。

（三）情志调理

1.保持心情舒畅,避免情绪过度激动。

2.多听舒缓放松的音乐，如彩云追月、高山流水等。

3.指导患者掌握自我排解不良情绪的方法，如音乐疗法、谈心释放法、转移法。

腕踝针法

一、概念

腕踝针是一种只在腕踝部的特定针刺点，循着肢体的纵轴用针灸针行皮下浅刺止病的针刺方法。

二、基本知识

1. 操作目的

（1）解除或缓解各种急、慢性疾病的临床症状。

（2）通过疏通经络，调整脏腑气血功能，促进机体的阴阳平衡，达到防治疾病的目的。

2. 操作前准备

（1）思想准备：在针刺治疗前，医者和患者双方都必须做好思想准备，然后才可以进行针刺。

（2）选择用物：治疗盘、0.25mm×0.25mm毫针数只、皮肤消毒剂、一次性无菌敷贴、污物杯、手消剂，必要时备屏风、毛毯。

（3）选择体位：选取病人舒适适宜操作体位，充分暴露针刺部位，注意保护隐私及保暖。

（4）消毒：在针刺治疗前必须进行严格消毒，消毒包括针具及器械的消毒、医者手指及施术部位的消毒。

3. 操作重点步骤

（1）评估患者当前主要临床表现、既往史，局部皮肤情况，有无感觉迟钝/障碍，对疼痛的耐受程度、心理状态。

（2）一手固定针刺点下部，另一手持针柄，针尖朝向病变端，针身与皮肤成30° 快速刺入皮下浅层，然后与皮肤平行，不能翘起，针体自然垂倒贴近皮肤表面，轻轻推进针体，用无菌敷贴固定针栓。

（3）告知患者留针时间，留针过程中可轻度活动留针手臂，注意保暖。

（4）观察有无弯针、晕针、折针及皮下出血等情况，询问留针后有无不适感。

（5）起针时，一手捻动针柄，将针退至皮下，迅速拔出。另一手指按压针孔周围皮肤。检查针数，防遗漏。

三、适用范围

适用于各种疼痛、面瘫、视力障碍、眼内肌麻痹、支气管哮喘、高血压、回乳、皮肤病、神经官能症、脑血管病后遗症等。

四、护理评估及观察要点

1. 病室环境及温度。

2. 主要症状、既往史、舌质与舌苔、是否妊娠或月经期。

3. 患者疼痛部位及对疼痛的耐受程度。

4. 针刺部位的皮肤情况。

5.对腕踝针技术操作的接受程度。

五、告知及注意事项

1.腕踝针操作的目的、操作方法、针刺局部时感觉，一般留针半小时，也可根据病情留针延长至1～2小时或以上，但最长不超过24小时。

2.留针过程中，患者还可适当活动留针侧，注意保暖。

3.针刺过程中出现任何不适，立即告知。

4.针刺后注意保暖，针刺部位忌风扇或空调直吹。

六、操作流程图

腕踝针法操作流程及要点说明

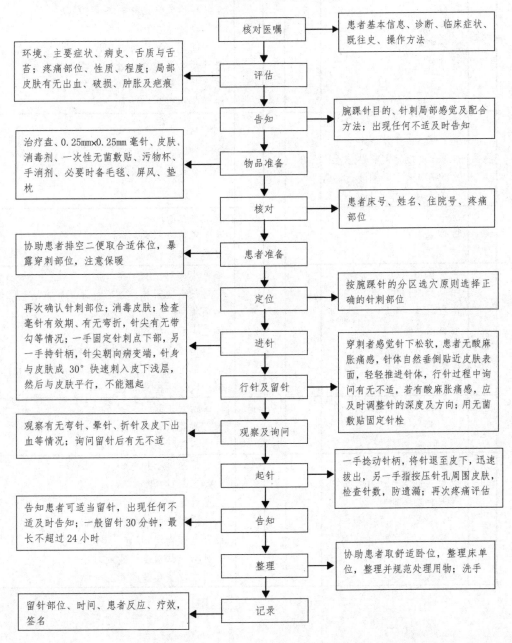

核对医嘱 → 患者基本信息、诊断、临床症状、既往史、操作方法

环境、主要症状、病史、舌质与舌苔；疼痛部位、性质、程度；局部皮肤有无出血、破损、肿胀及疤痕 ← 评估

告知 → 腕踝针目的、针刺局部感觉及配合方法；出现任何不适及时告知

治疗盘、0.25mm×0.25mm毫针、皮肤消毒剂、一次性无菌敷贴、污物杯、手消剂、必要时备毛毯、屏风、垫枕 ← 物品准备

核对 → 患者床号、姓名、住院号、疼痛部位

协助患者排空二便取合适体位，暴露穿刺部位，注意保暖 ← 患者准备

定位 → 按腕踝针的分区选穴原则选择正确的针刺部位

再次确认针刺部位；消毒皮肤；检查毫针有效期、有无弯折，针尖有无带勾等情况；一手固定针刺点下部，另一手持针柄，针尖朝向病变端，针身与皮肤成30°快速刺入皮下浅层，然后与皮肤平行，不能翘起 ← 进针

行针及留针 → 穿刺者感觉针下松软，患者无酸麻胀痛感，针体自然垂倒贴近皮肤表面，轻轻推进针体，行针过程中询问有无不适，若有酸麻胀痛感，应及时调整针的深度及方向；用无菌敷贴固定针栓

观察有无弯针、晕针、折针及皮下出血等情况；询问留针后有无不适 ← 观察及询问

起针 → 一手捻动针柄，将针退至皮下，迅速拔出，另一手指按压针孔周围皮肤，检查针数，防遗漏；再次疼痛评估

告知患者可适当留针，出现任何不适及时告知；一般留针30分钟，最长不超过24小时 ← 告知

整理 → 协助患者取舒适卧位，整理床单位，整理并规范处理用物；洗手

留针部位、时间、患者反应、疗效，签名 ← 记录

七、操作考核评分标准

项目		要求	应得分	扣分	扣分细则
素质要求		仪表大方，举止端庄，态度和蔼	5	5	每项不符合要求各扣1分
		服装、鞋帽整齐，符合要求			服装及鞋帽不符合要求各扣1分
操作前准备	护士	核对医嘱：遵照医嘱要求核对执行单	6	25	未核对床号、姓名、病名、证候、治疗方法、分区名称各扣1分
	评估	核对：床号、姓名、诊断 介绍 解释 疼痛评估 患者理解与配合 评估环境	10		未核对床尾卡扣1分 未核对腕带扣1分 未解释操作方法和目的各扣1分 未疼痛评估扣1分 未询问疼痛耐受性扣1分 未评估禁忌症（如凝血功能异常）扣1分 未评估治疗部位皮肤情况扣1分 未评估环境扣1分
	物品	治疗盘1个、0.25mm×0.25mm毫针若干、皮肤消毒剂1瓶、一次性无菌敷贴若干、污物杯1个、手消液，必要时备毛毯、屏风、垫枕	6		缺一种物品扣1分 物品准备不符合要求每项扣1分
	护士	洗手 戴口罩	3		未洗手扣2分 洗手不符合要求扣1分 未戴口罩扣1分
操作流程	核对体位	再次核对 明确针刺部位 体位舒适合理 暴露治疗部位 遮挡 保暖	7	42	未再次核对扣2分 核对不全（床号、姓名、证候、方法、穴位）每项扣1分 体位不舒适扣2分 未遮挡患者（拉上床幔）扣1分 未暴露治疗部位扣2分；暴露不充分扣1分 未采取保暖措施扣1分
	定位	再次确认针刺部位	5		选区错误扣3分 未再次确认针刺部位扣3分 口述与实际定位不符扣2分
	进针	消毒皮肤 检查毫针（针柄有无松动、针尖有无弯曲带钩） 一手固定针刺点下部，另一手持针柄，针尖朝向病变端，针身与皮肤呈30°，快速刺入皮下浅层	8		消毒范围过小扣3分 未检查毫针扣2分 棉签过饱和扣3分 手未固定针刺点扣2分 针刺方向错误扣2分 针身与皮肤角度过大或过小扣2分 针尖在皮肤层翘起扣2分

项目		要求	应得分	扣分	扣分细则
		与皮肤平行			
	行针	推进针体 询问患者感觉，及时调整进针深度及方向 无菌 敷贴固定针栓	7		推针速度过快扣2分 未询问患者感觉扣2分 未调整针的深度及方向扣2分
	留针	再次查看针体情况 再次询问患者有无不适 一般留针30分钟，最长不超过24小时 宣教留针注意事项	5		未用无菌敷贴固定针栓扣5分 未查看针体情况扣2分 未口述留针时间扣2分 未向患者解释留针注意事项扣2分
	起针	一手捻动针柄，退针至皮下，迅速拔出；另一手按压针孔及留针情况 检查针数 再次疼痛评估	5		退针不熟练扣2分 未按压针眼处扣2分 未检查针数扣3分 未疼痛评估扣2分
	观察	查看局部皮肤 保暖 交待注意事项	5		未观察局部皮肤扣2分 未询问患者有无不适扣1分 未保暖扣1分 未交待注意事项扣3分 交待不全扣1分（如避风寒、3小时内禁洗浴、多饮水）
操作后	整理	合理安排体位 整理床单元	5	20	未安排体位扣2分 未整理床单元扣2分 整理床单元不到位扣1分
		清理用物 针体处理符合要求（口述）	5		用物处理不符合要求扣2分 未处理扣3分
	评价	询问患者的感受 目标达到的程度 再次核对	7		未评价扣3分 评价不符合要求扣2分 未再次核对扣2分
	洗手记录	七步洗手法 按要求记录 签名	5		未洗手扣2分； 洗手不符合要求扣1分 未记录扣2分；只口述不记录扣1分 记录内容不全扣1分（日期、床号、姓名、病证、方法、穴位、签名）
终末评价		针刺部位准确；操作熟练；用力均匀；皮肤情况良好	8	8	每项不符合要求各扣2分
合计			100		

八、案例分析

病例描述：

患者，女，64岁，因胃癌术后2年余，乏力一周于2020年8月19日以胃积收入院。现患者左腰部包块疼痛，胃部胀满不适，纳少眠差，全身乏力，小便调，大便干。

既往史：糖尿病病史2年余。

个人史：出生并生长于原籍，无长期外地居住史，否认药物及毒品成瘾史。

过敏史、家族史：否认食物及药物过敏史，兄弟姐妹8人，均体健，否认家族遗传病史。

婚育史：适龄婚配，配偶及子女均体健。

社会、心理状态：医保费用，家庭和睦，疾病部分认知。

体格检查：T36.4℃，P78次/分，R18次分，BP120/78mmHg；左腰部触及包块，质硬，NRS评分4分，上腹部正中可见长约10cm手术瘢痕，右下腹可见长约1cm手术瘢痕。

肿瘤标志物示：鳞状细胞癌相关抗原3.381ng/mL（0～2.5），铁蛋白539ng/mL（30～400）。

CT示：符合胃癌术后，腹腔及腹膜后淋巴结及左肾上腺区多发转移，肝内异常灌注或血管瘤。

辨症：

望（5）：患者面色晦暗，形体消瘦，舌质淡，苔薄黄。

闻（5）：患者倦怠懒言。

问（5）：患者左腰部包块疼痛，胃部胀满不适，纳少眠差，全身乏力。

切（5）：脉弦细。

主症（10）：左腰部包块疼痛，胃部胀满不适。

兼症（10）：纳少眠差，全身乏力，小便调，大便干。

诊断（10）：胃积。

证属（10）：肝胃不和。

病因（5）：正气内虚，饮食不节，情志不调，胃失和降。

病位（5）：胃。

辨症分析（10）：肝体失于调和，横逆犯脾，饮食失宜，损伤脾胃，脾虚胃弱，运化功能减弱，痰浊瘀血内生，搏结患处发为本病。

技术操作方案（10）：

中医技术	穴位或部位
1.腕踝针	左上1区，左下2.3.4区
2.耳穴压豆	脾、胃、交感、神门
3.穴位贴敷	神阙
4.穴位注射	足三里、内关、合谷
5.艾灸	中脘、天枢、足三里

健康指导（10）：

（一）生活起居

1.患者室温宜略低，凉爽湿润。

2.做好安全评估，防呕吐窒息、昏厥摔伤、自杀倾向等意外。

3.指导患者注意保暖，避免腹部受凉。

（二）饮食指导

肝胃不和证宜食疏肝和胃的食品，如山楂、山药、萝卜、生姜、桂花等。

（三）情志调理

1.针对患者焦虑或抑郁的情绪变化，可采用暗示疗法或顺情从欲法。

2.多与患者沟通，了解其心理状态，指导患者和家属掌握缓解疼痛的简单方法，减轻身体痛苦和精神压力，多陪伴患者，给予患者安慰，精神支持。

3.鼓励病友间多交流疾病防治经验，提高认识，增强治疗信心。

艾条灸

一、概念

用纯净的艾绒(或加入中药)卷成圆柱形的艾卷,将其一端点燃,置于距施灸皮肤2～3cm处进行熏灸,或与施灸部不固定距离,而是一上一下活动地施灸,使患者局部有温热感而无灼痛感。一般灸3～5min。

二、基本知识

1.作用

艾条灸借助灸火的热力和药物的作用,通过刺激经络腧穴达到温通经络、调和气血、消肿散结、祛湿散寒、回阳救逆、防病保健、治病强身的目的。能够解除或缓解各种虚寒性疾病的临床症状。

2.施灸方法

(1)温和灸:将艾卷的一端点燃,对准施灸的腧穴部位或患处,距离皮肤2～3cm,进行熏灸,使患者局部有温热感而无灼痛感为宜,每穴灸10～15min,至皮肤红晕为度。

(2)雀啄灸:施灸时,艾卷点燃的一段与施灸部位的皮肤并不固定在一定距离,而是像鸟雀啄食一样,一上一下地移动,每处穴位灸10～15min。雀啄灸操作时应注意以下几项:①移动艾条是要小心,以免烫伤皮肤;②艾条上的灰烬要及时弹除,以免灰烬落下伤及皮肤;③艾条移动的速度不要过快或过慢,过快则到不到目的,过慢则易造成局部灼伤及刺激不均匀,影响疗效。

(3)回旋灸:又称温热灸,将点燃的艾卷接近灸的部位平衡往复回旋熏灸,距皮肤约3cm左右,一般可灸10～15min。

三、适用范围

主要适用于慢性虚弱性疾病以及风寒湿邪为患的病证。如中焦虚寒性呕吐、腹痛、腹泻;脾肾阳虚、元气暴脱所致久泄、遗尿、遗精、阳痿、虚脱、休克;气虚下陷所致脏器下垂;风湿寒痹而致腰腿痛。

四、护理评估及观察要点

1.病室环境及温度。

2.当前主要症状、既往史及是否妊娠。

3.有无出血病史或出血倾向、哮喘病史或艾绒过敏史。

4.施灸部位的皮肤情况、有无感觉迟钝或障碍。

5.对热、气味的敏感和耐受程度。

6.患者心理状况。

五、告知及注意事项

1.艾绒点燃后可出现较淡的中药气味。

2.治疗过程中，应防止艾火脱落烧伤皮肤和点燃衣服被褥，若局部皮肤产生烧灼、热烫的感觉时，应停止治疗。

3.施灸顺序，临床上一般是先灸上部，后灸下部；先腰背部，后胸腹部；先头身，后四肢。

4.黏膜附近、颜面、五官和大血管的部位均不得施灸。实证、热证、阴虚发热、孕妇腹部和腰骶部也不宜施灸。

5.灸后局部出现微红灼热属正常现象，无须处理，如局部出现水疱，小者可任其自然吸收，大者遵医嘱用无菌注射器抽出疱液，并以无菌纱布覆盖。

六、操作流程图

【艾条灸技术操作流程图】

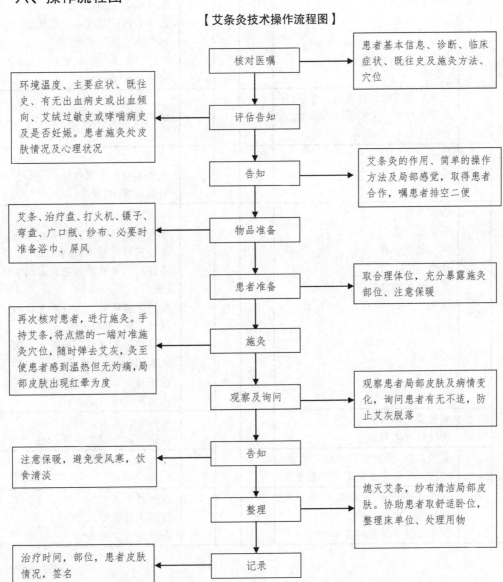

七、操作考核评分标准

项 目		要 求	应得分	扣分	扣分细则
素质要求		仪表大方，举止端庄，态度和蔼	5	5	每项不符合要求各扣1分
		服装、鞋帽整齐，符合要求			服装及鞋帽不符合要求各扣1分
操作前准备	护士	核对医嘱 遵照医嘱要求核对执行单	6	26	未核对床号、姓名、病名、证候、治疗方法、穴位名称各扣1分
	评估	核对：床号、姓名、诊断 介绍 解释 患者理解与配合 评估环境	10		未核对床尾卡扣1分 未核对腕带扣1分 未解释操作方法和目的各扣1分 未告知可能发生的情况（如艾的烟雾过敏等）扣1分 未评估禁忌症（如：过饥过饱、发热、高血压等）扣1分 未评估施灸部位皮肤情况扣2分 未评估环境扣1分
	物品	艾条、治疗盘、打火机、弯盘、广口瓶、纱布、污物桶、手消液，必要时备浴巾、屏风、计时器	7		缺一种物品扣1分
	护士	洗手 戴口罩	3		未洗手扣2分 洗手不符合要求扣1分 不戴口罩扣2分
操作流程	核对体位	再次核对 测量同身寸 体位舒适合理 遮挡 暴露施灸部位 保暖	8	47	未再次核对扣2分 核对不全（床号、姓名、证候、方法、穴位）每项扣1分 未应用同身寸或其它骨度测量法扣2分 使用手指同身寸方法不正确扣1分 体位不舒适扣2分 未遮挡患者（拉上床幔）扣1分 未暴露扣2分 暴露施灸部位不充分扣2分 未采取保暖措施扣1分
	穴位定位	明确腧穴部位及施灸方法 同时口述取穴方法	8		定位错误每穴扣4分 口述与实际取穴不符扣2分
	施灸	点燃艾条，将点燃的一端对准施灸穴位，艾条与皮肤距离符合要求	10		艾条与皮肤距离不符合要求每穴位扣2分
		选择三种手法，（温和灸、雀啄灸、回旋灸）方法正确 口述施灸方法及注意事项	8		少一种手法扣2分 距离不符合要求扣2分 未口述者，扣2分

续表

项　目		要　求	应得分	扣分	扣分细则
		随时弹去艾灰 灸至局部皮肤出现红晕	4		未弹艾灰扣4分 施灸时间不合理扣4分
	观察	观察局部皮肤及病情,询问患者有无不适,皮肤红润无烫伤 宣教相关知识(注意保暖,避免风寒,饮食清淡)	6		未观察局部皮肤及病情扣2分 未询问患者有无不适扣1分 未口述局部有红晕无灼伤扣1分 未宣教相关知识扣2分
	灸毕	灸后艾条放入小口瓶中彻底熄灭 清洁局部皮肤	3		艾条熄灭方法不正确扣2分 未清洁局部皮肤扣1分 清洁局部皮肤方法不正确扣1分
操作后	整理	合理安排体位 整理床单元	3	14	未安排合适体位扣1分 未整理床单元扣2分 整理床单元不到位扣1分
		整理用物	3		用物处理不符合要求扣2分 未处理用物扣3分
	评价	询问患者的自我感觉 目标达到的程度 再次核对	3		未评价患者扣1分 评价不符合要求扣1分 未再次核对扣1分
	洗手记录	七步洗手法 按要求记录 签名	5		未洗手扣2分; 洗手不符合要求扣1分 未记录扣2分;只口述不记录扣1分 记录内容不全扣1分(日期、床号、姓名、病证、方法、穴位、治疗时间、患者皮肤情况、签名)
终末评价		施灸部位准确 操作熟练、轻巧 护士仪表端庄 护患沟通有效,患者满意	8	8	每项不符合要求各扣2分
合　计			100		

八、案例分析

病例描述:

患者,女,56岁,半年余前因无明显诱因出现右肩关节疼痛活动尚可,就诊于当地诊所,诊为"肩周炎",予中药熏洗治疗,患者症状改善。一月前患者因长时间阴雨天气出现肩关节疼痛加重并活动受限,未系统诊疗。现为求进一步系统诊疗,入住我院区。入院症见:右肩关节酸痛,有沉重感,活动受限,每于肩关节活动及持物疼痛加重,夜间痛甚,肩胛骨内侧酸痛沉重感,偶有右上肢及右手无名指、小指麻木,纳可,疼痛影响睡眠,二便调。

既往史："高血压病"病史10余年，现服"拜新同""代文""富马酸比索洛尔"，高血压控制可；"甲状腺功能减退""桥本甲状腺炎"病史1年余，现服"优甲乐"；"高脂血症"病史2年余，现服"可定"。脑动脉狭窄病史1年余，高血压性心脏病1年余，脂肪肝病史2年，甲状腺结节病史2年。

个人史：生于山东省，久居本地，无疫水、疫源接触史，无嗜酒史，无吸烟史，无放射性物质接触史，否认麻醉毒品等嗜好，否认冶游史，否认传染病史。

过敏史、家族史：否认药物、食物过敏史、否认其他接触物过敏史。配偶及儿子均体健，母亲有高血压病史，否认家族性遗传病史。

婚育史：适龄婚育，育有一子。

社会、心理状态：医保费用，家庭和睦，疾病部分认知。

体格检查:：T36.5℃，P78次/分，R18次分，BP113/75mmHg。

心电图示：窦性心动过缓。

辨症：

望（5）：患者表情自然，面色红润，形体正常，舌红、舌体胖大、苔薄白。

闻（5）：语气清，气息平。

问（5）：患者右肩部酸痛 有沉重感 小指麻木 纳可。

切（5）：脉滑。

主症（10）：右肩关节酸痛，有沉重感，活动受限，每于肩关节活动及持物疼痛加重，夜间痛甚，肩胛骨内侧酸痛沉重感。

兼症：偶有右上肢及右手无名指、小指麻木，纳可，疼痛影响睡眠，二便调。

诊断（10）：漏肩风。

证属（10）：寒湿痹阻。

病因（5）：不慎感受风寒湿邪。

病位（5）：肩。

辨症分析（10）：患者不慎感受风寒湿邪，导致肩关节气血运行不畅，气血阻滞不通，不通则痛。

技术操作方案（10）：

中医技术	穴位或部位
1.艾条灸	肩髃 肩髎
2.磁热疗法	肩髃 肩髎 肩井 臂臑
3.普通针刺	肩髃 肩髎 肩贞 臂臑 曲池 外关 合谷 阳陵泉 条口 绝骨 太冲

健康指导（10）：

（一）生活起居

1.温湿度适宜、定时开窗通风，避免对流风加重病情。

2.避免局部受凉，注意保暖。

3.发作时休息，缓解期适当锻炼，如八段锦、打太极拳等，以不感疲劳为度。

（二）饮食指导

患者宜进祛风散寒温性食物如大豆、羊肉、狗肉、胡椒、花椒等。食疗方：鳝鱼汤、当归红枣煲羊肉等。忌食凉性食物及生冷瓜果、冷饮，多温热茶饮。

（三）情志调理

1.保持情绪稳定，避免不良刺激。

2.鼓励患者表达内心感受，针对性给予心理支持。

3.指导患者掌握自我排解不良情绪的方法，如音乐疗法、谈心释放法、转移法。

艾炷灸

一、概念

艾炷灸是将纯净的艾绒搓捏成圆锥状,直接或间接置于穴位上施灸的一种操作技术。

二、基本知识

1.作用

艾炷灸能够解除或缓解各种虚寒性疾病的临床症状,通过运用温通经络、调和气血、消肿散结、回阳救逆等作用,达到防病保健、治病强身的目的。

2.施灸方法

可分为直接灸和间接灸两种。

（1）直接灸：将大小适宜的艾炷直接放在皮肤上施灸的一种方法。根据施灸程度的不同，分为瘢痕灸和无瘢痕灸。施灸时，每壮必须燃尽，然后除去灰爆，继续易炷再灸，一般灸7～9壮，灸后局部起疱化脓，愈后留有瘢痕，叫瘢痕灸。每壮不必燃尽，当燃剩2/5左右，患者有灼痛感时，即易炷再灸，连灸3～7壮，以局部皮肤充血、红润为度，灸后不化脓、不留瘢痕，叫无瘢痕灸。

（2）间接灸：又称隔物灸，即在艾炷与皮肤之间隔上某种药物而施灸的方法。根据不同的病证选用不同的隔物。如隔姜灸、隔蒜灸、隔盐灸。

三、适用范围

主要适用于慢性虚弱性疾病以及风寒湿邪为患的病证。如中焦虚寒性呕吐、腹痛、腹泻；脾肾阳虚、元气暴脱所致久泄、遗尿、遗精、阳痿、虚脱、休克；气虚下陷所致脏器下垂；风湿寒痹而致腰腿痛。

四、护理评估及观察要点

1.病室环境及温度。

2.当前主要症状、既往史及是否妊娠。

3.有无出血病史或出血倾向、哮喘病史或艾绒过敏史。

4.施灸部位的皮肤情况、有无感觉迟钝或障碍。

5.对热、气味的敏感和耐受程度。

6.患者心理状况。

五、告知及注意事项

1.艾绒团必须捻紧，绒点燃后可出现较淡的中药气味。

2.治疗过程中，应防止艾火脱落烧伤皮肤和点燃衣服被褥，当局部皮肤产生烧灼、热烫的感觉时,应停止治疗。

3.施灸顺序，临床上一般是先灸上部，后灸下部；先腰背部，后胸腹部；先头身，后四肢。壮数是先少而后多，艾炷是先小而后大。

4.黏膜附近、颜面、五官和大血管的部位，不宜采用瘢痕灸。实证、热证、阴虚发热、孕妇腹部和腰骶部也不宜施灸。老人、小儿尽量少用或不用直接艾炷灸。对艾叶过敏者慎用。

5.灸后局部出现微红灼热属正常现象，无需处理，如局部出现水疱，小者无需处理，大者遵医嘱用无菌注射器抽出泡液，并以无菌纱布覆盖。灸后身体不适者,如身体有热感、头昏、烦躁等,嘱患者适当活动身体。

六、操作流程图

【艾炷灸技术操作流程图】

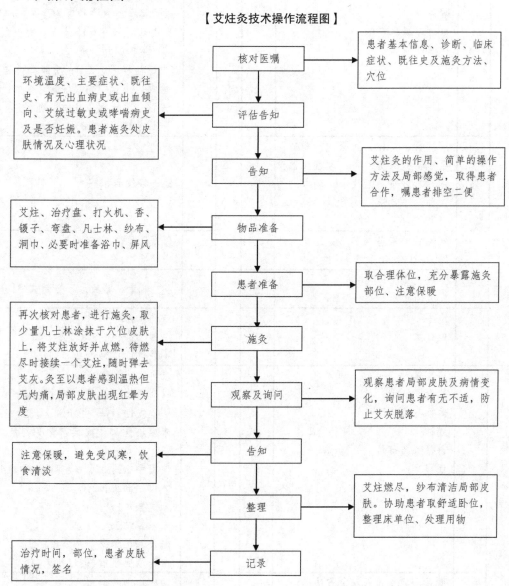

七、操作考核评分标准

项 目		要 求	应得分	扣分	扣分细则
素质要求		仪表大方，举止端庄，态度和蔼	5	5	每项不符合要求各扣1分
		服装、鞋帽整齐，符合要求			服装及鞋帽不符合要求各扣1分
操作前准备	护士	核对医嘱 遵照医嘱要求核对执行单	6	26	未核对床号、姓名、病名、证候、治疗方法、穴位名称各扣1分
	评估	核对：床号、姓名、诊断 介绍 解释 患者理解与配合 评估环境	8		未核对床尾卡扣1分 未核对腕带扣1分 未解释操作方法和目的各扣1分 未告知可能发生的情况（如艾的烟雾过敏等）扣1分 未评估禁忌症（如：局部皮肤破损、瘢痕、出血倾向、妊娠等）扣2分 未评估施灸部位皮肤情况扣1分 未评估环境扣1分
	物品	治疗盘、艾柱、间隔物、盖缸、镊子、打火机、香、弯盘（水少许）、纱布、治疗巾、洞巾、污物桶、手消液，必要时备浴巾、屏风	5		缺一种物品扣1分
		间隔物的准备（姜、蒜、盐），厚薄 0.2~0.3cm	2		厚薄不均匀扣1分 未刺孔扣1分
		艾绒及艾炷的制做： 艾绒团必须捻紧不松散	2		艾炷松散、紧致度不合要求扣1分
	护士	洗手 戴口罩	3		未洗手扣2分 洗手不符合要求扣1分 不戴口罩扣2分
操作流程	核对体位	再次核对 测量同身寸 体位舒适合理 遮挡 暴露施灸部位 保暖	6	47	未再次核对扣2分 核对不全（床号、姓名、证候、方法、穴位）每项扣1分 未应用同身寸或其它骨度测量法扣2分 使用手指同身寸方法不正确扣1分 体位不舒适扣2分 未遮挡扣1分 未暴露扣2分 施灸部位暴露不充分扣1分 未采取保暖措施扣1分
	穴位	明确腧穴部位及施灸方法	9		定位错误每穴扣3分

项　目		要　　求	应得分	扣分	扣分细则
	定位	同时口述取穴方法			口述与实际取穴不符扣2分
	施灸	铺洞巾 施灸部位放上间隔物，上置艾炷	8		实际施灸部位与定位不符扣2分 未放间隔物扣3分 未放或错放洞巾扣2分
		点燃艾炷（口述换柱及注意事项）	8		点燃方法不当、耗时过长扣2分 未充分点燃扣2分 未口述扣3分
		以患者感觉温热为度	3		艾灰掉落在床上或患者患处扣3分 若有艾火脱落烧伤皮肤或烧坏衣被 均为不合格，终止操作
		艾炷燃尽时更换新柱再灸 患者感到灼痛时及时处理	5		未及时更换艾柱扣2分 患者不适未处理扣5分
	观察	观察局部皮肤及病情，询问患者 有无不适，皮肤红润无烫伤 宣教相关知识	5		未观察局部皮肤及病情扣2分 未询问患者有无不适扣1分 未口述局部皮肤有红晕无灼伤扣1 分 未宣教相关知识扣2分
	灸毕	灸后取走间隔物 纱布清洁局部皮肤	3		未取走间隔物扣2分 未清洁局部皮肤扣2分 清洁局部皮肤方法不正确扣1分
操作后	整理	合理安排体位 整理床单元	3		未安排合适体位扣1分 未整理床单元扣2分 整理床单元不到位扣1分
		整理用物	3		用物处理不符合要求扣2分 未处理扣3分
	评价	询问患者感觉 目标达到的程度 再次核对	3	14	未评价患者扣3分 评价不符合要求扣2分 用语不当扣1分 未再次核对扣2分
	洗手记录	七步洗手法 按要求记录 签名	5		未洗手扣2分；洗手不符合要求扣1分 未记录扣2分；只口述不记录扣1分 记录内容不全扣1分（日期、床号、姓名、病证、方法、穴位、皮肤情况、签名）
终末评价		施灸部位准确 皮肤完整 操作熟练、轻巧 护士仪表端庄，护患沟通有效	8	8	每项不符合要求各扣2分
合　计			100		

八、案例分析

病例描述：

患者，女，55岁，于2020年3月份就诊于泰安市中心医院，行盆腔CT及宫颈活检，诊为宫颈鳞状细胞癌IB2期。2020年5月19日就诊于山东省肿瘤医院，因发现右侧股静脉及左小腿部分深静脉血栓，行"下腔静脉滤器植入术"，6月20号行"广泛子宫双附件切除术+盆腔淋巴结清扫+腹主动脉旁淋巴结切除术"，术后继行放化疗治疗。1月前出现排尿困难，留置尿管持续导尿，于7月17日摘除尿管后，自行排尿20mL左右，后于7月20日摘除尿管后无自行排尿，遂就诊于山东省中医院针灸科，予针刺、艾灸等治疗，效可。入院症见：患者腹胀，自觉无尿意，持续导尿，尿液无浑浊、无血尿，无恶心呕吐，无明显发热，无头晕疼痛，无胸闷胸痛，患者化疗后入睡困难，常彻夜难眠，双下肢胀痛、纳差，大便排出费力，1～2日1次，体重较前减轻。

既往史：既往身体健康状况可，否认高血压史、否认心脏病、否认糖尿病等慢性疾病病史。2020年05月25日于山东省肿瘤医院行"下腔静脉滤器植入术"，6月20日行"广泛子宫双附件切除术+盆腔淋巴结清扫+腹主动脉旁淋巴结切除术"，有输血史。

个人史：生于山东省肥城市，久居本地，无疫水、疫源接触史，无嗜酒史，无吸烟史，无放射性物质接触史，否认冶游史，否认麻醉毒品等嗜好，否认传染病史，预防接种史不详。

过敏史、家族史：否认药物食物过敏史，否认其他接触物过敏史。

婚育史：适龄婚配，育有一子。

社会、心理状态：医保费用，家庭和睦，疾病部分认知。

体格检查：T36.3℃，P100次/分，R18次分，BP132/79mmHg。

辨症：

望（5）：患者表情忧虑，面色无华，舌质暗，苔白腻，形体正常。

闻（5）：患者语气清，气息平，无异常气味。

问（5）：小便排出困难。

切（5）：脉细数。

主症（10）：小便排出困难。

兼症（10）：入睡困难，常彻夜难眠，双下肢胀痛，纳差，大便排出费力。

诊断（10）：癃闭症。

证属（10）：肝肾亏虚。

病因（5）：化疗术后气血亏虚，肝肾亏损、膀胱气化无力。

病位（5）：膀胱。

辨症分析（10）：恶性肿瘤放化疗术后气血亏虚，伤及肝肾，肝肾亏损，膀胱气化无力，致为本病，舌脉俱为佐证。

技术操作方案（10）：

中医技术	穴位或部位
1.普通针刺	大肠俞 秩边 委中 合谷 曲池
2.普通针刺	中脘 天枢 水道 气海 关元 足三里 三阴交 阴陵泉
3.艾柱灸（隔盐灸）	关元 神阙
4.耳穴压豆	肝 肾 膀胱 神门

健康指导（10）：

（一）生活起居

1.适当进行活动，防止过度劳累，腰部应注意保暖，防止受凉。预防感冒。

2.外阴护理：每日用温水冲洗外阴1~2次。

3.多饮水，遵医嘱进行膀胱冲洗，防止泌尿系的感染。

（二）饮食指导

患者可多食温补肾阳的食物，忌食生冷，偏凉的食物。禁食辛辣刺激以及油腻之品。

（三）情志调理

1.护士多与患者沟通，了解心理状态，指导其保持乐观情绪。

2.介绍治愈患者现身说法，帮助解除思想顾虑。

3.教会患者心理放松技术，如呼吸调节、冥想静坐、音乐治疗，进行提肛训练，使患者身心得到高度放松，释放被压抑的情绪。

温针灸

一、概念

温针灸是针刺与艾灸相结合的一种方法，又称针柄灸。即在留针过程中，将艾绒搓团捻裹于针柄上点燃，通过针体将热力传入穴位。每次燃烧枣核大艾团1~3团。

二、基本知识

1.作用

温针灸具有温通经脉、行气活血的作用。

2.施灸方法

温针灸的主要刺激区为体穴、阿是穴。先取长度在 1.5寸以上的毫针，刺入穴位得气后，在留针过程中，于针柄上或裹以纯艾绒的艾团，或取约2 cm长之艾条一段，套在针柄之上，无论艾团、艾条段，均应距皮肤2~3cm，再从其下端点燃施灸。在燃烧过程中，如患者觉灼烫难忍，可在该穴区置一硬纸片，以稍减火力。每次如用艾团可灸3~4壮，艾条段则只需1~2壮。

近年，还采用帽状艾炷行温针灸。帽状艾炷的主要成分为艾叶炭，类似无烟灸条，但其长度为2cm，直径1cm，一端有小孔，点燃后可插于针柄上，燃烧时间为30min。因其外形像小帽，可戴于毫针上，故又称帽炷灸。帽炷温针灸，既无烟，不会污染空气;同时，它的作用时间又长，是一种较为理想的温针灸法。

三、适用范围

适用于寒盛湿重，经络壅滞之证，如风寒湿痹症、骨质增生、腰腿痛、冠心病、高脂血症、痛风、胃脘痛、便溏腹胀、腹痛、腹泻、关节痛等。

四、护理评估及观察要点

1.病室环境及温度。

2.当前主要症状、既往史及是否妊娠。

3.有无出血病史或出血倾向、哮喘病史或艾绒过敏史。

4.施灸部位的皮肤情况、有无感觉迟钝或障碍。

5.对热、气味的敏感和耐受程度。

6.患者心理状况。

五、告知及注意事项

1.温针灸的艾炷要广圆紧实，切忌松散，以防脱落。为防艾火脱落灼伤皮肤，可预先用硬纸剪成圆形纸片，并剪一至中心的小缺口，置于针下穴区上。

2.大血管处、孕妇腹部和腰骶部、皮肤感染、溃疡、瘢痕处，有出血倾向者，患者疲乏、饥饿或高度精神紧张时，不宜施灸。空腹或餐后一小时左右不宜施灸。

3.施灸顺序，临床上一般是先灸上部，后灸下部；先腰背部，后胸腹部，先头身，后四肢。

4.治疗过程中嘱患者不要随意移动肢体，以防灼伤。并询问患者有无灼痛感，及时将艾灰清理入弯盘，防止艾灰脱落烧伤皮肤或衣物。

5.施灸过程中出现头昏、眼花、恶心、颜面苍白、心慌出汗等不适现象，及时告知护士。注意观察皮肤情况，对糖尿病、肢体感觉障碍的患者，需谨慎控制施灸强度，防止烧伤。

6.施灸后如出现轻微咽喉干燥、大便秘结、失眠等现象，无需特殊处理。个别患者艾灸后局部皮肤可能出现小水泡，无需处理，可自行吸收。如水泡较大，遵医嘱处理用无菌注射器抽出泡液，并以无菌纱布覆盖。

7.灸后注意保暖，饮食宜清淡。

六、操作流程图

【温针灸技术操作流程图】

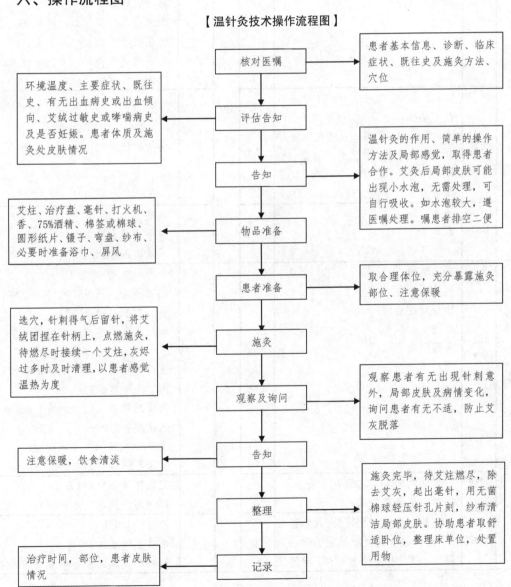

七、操作考核评分标准

项 目		要 求	应得分	扣分	扣分细则
素质要求		仪表大方，举止端庄，态度和蔼	5	5	每项不符合要求各扣1分
		服装、鞋帽整齐，符合要求			服装及鞋帽不符合要求各扣1分
操作前准备	护士	核对医嘱 遵照医嘱要求核对执行单	6	26	未核对床号、姓名、病名、证候、治疗方法、穴位名称各扣1分
	评估	核对：床号、姓名、诊断 介绍 解释 患者理解与配合 评估环境	10		未核对床尾卡扣1分 未核对腕带扣1分 未解释操作方法和目的各扣1分 未告知可能发生的情况（如艾的烟雾过敏等）扣1分 未评估禁忌症（如：糖尿病、出血性疾病等）扣1分 未评估施针灸部位皮肤情况扣2分 未评估环境扣1分
	物品	1.5寸毫针、艾柱（长约1~2cm并在一端插一小孔）、硬纸片（长约5cm宽约3cm并剪一至中心的小缺口）、治疗盘、打火机、弯盘、镊子、纱布、污物桶、手消液，必要时备浴巾、屏风、计时器	7		缺一种物品扣1分
	护士	洗手 戴口罩	3		未洗手扣2分 洗手不符合要求扣1分 不戴口罩扣2分
操作流程	核对体位	再次核对 测量同身寸 体位舒适合理 遮挡 暴露针灸部位 保暖	8	47	未再次核对扣2分 核对不全（床号、姓名、证候、方法、穴位）每项扣1分 未应用同身寸或其它骨度测量法扣2分 使用手指同身寸方法不正确扣1分 体位不舒适扣2分 未遮挡患者（拉上床幔）扣1分 未暴露扣2分 暴露针灸部位不充分扣2分 未采取保暖措施扣1分
	穴位定位	明确腧穴部位及温针灸方法 同时口述取穴方法	8		定位错误每穴扣4分 口述与实际取穴不符扣4分
	施灸	针刺腧穴后行针至得气，将针留在适当的深度，将硬纸片置于针下穴区上，将艾柱置于针柄处，点燃艾	10		未得气扣4分 未放置硬纸片扣2分 艾柱与皮肤距离不符合要求每穴位

项目		要求	应得分	扣分	扣分细则
		柱底端			扣4分
		口述温针灸方法及注意事项	8		未口述温针灸方法者扣4分 未口述温针灸注意事项扣4分
		一柱燃尽后，去除艾灰于弯盘内	4		未及时去除艾灰扣2分 施灸时间不合理扣2分
	观察	观察局部皮肤及病情,询问患者有无不适，皮肤红润无烫伤 宣教相关知识（注意保暖，避免风寒，饮食清淡）	6		未观察局部皮肤及病情扣2分 未询问患者有无不适扣1分 未口述局部有无灼伤扣1分 未宣教相关知识扣2分
	灸毕	艾柱燃尽，针柄冷却后起针 清洁局部皮肤	3		去除艾柱方法不正确扣2分 清洁局部皮肤方法不正确扣1分
操作后	整理	合理安排体位 整理床单元	3		未安排合适体位扣1分 未整理床单元扣2分
		整理用物	3		用物处理不符合要求扣2分 未处理用物扣3分
	评价	询问患者的自我感觉 目标达到的程度 再次核对	3	14	未评价患者扣1分 评价不符合要求扣1分 未再次核对扣1分
	洗手记录	七步洗手法 按要求记录 签名	5		未洗手扣2分； 洗手不符合要求扣1分 未记录扣2分；只口述不记录扣1分 记录内容不全扣1分（日期、床号、姓名、病证、方法、穴位、治疗时间、患者皮肤情况、签名）
终末评价		施灸部位准确 操作熟练、轻巧 护士仪表端庄 护患沟通有效，患者满意	8	8	每项不符合要求各扣2分
合 计			100		

八、案例分析

病例描述：

患者，男，41岁，10年前无明显诱因出现腰痛，治疗后缓解，患者于1月前因搬重物后出现腰痛，弯腰时疼痛加重，活动受限，于济南市第五人民医院行腰椎CT示：L4/L5及L5/S1椎间盘膨出、突出并L5/S1水平左侧隐窝及椎管狭窄2.腰椎骨质增生，诊断为"腰椎间盘突出症"后行"推拿"治疗后症状减轻，仍有腰部疼痛，患者为求进一步专科治疗，入住我院区。入院症见：腰痛，左侧为甚，弯腰时疼痛加剧，活动受限，晨起后加重，足小趾麻木，多汗，纳眠可，二便调。

既往史：既往体健，否认高血压史、否认心脏病、否认糖尿病等慢性疾病病史；否认手术史、否认重大外伤史；否认输血史。

个人史：生于山东省，久居本地，无疫水、疫源接触史，无嗜酒史，无吸烟史，无放射性物质接触史，否认麻醉毒品等嗜好，否认冶游史，否认传染病史，预防接种史不详。

过敏史、家族史：否认药物过敏史、否认其他接触物过敏史、配偶及儿子均体健，否认家族性遗传病史。

婚育史：已婚，育有一子。

社会、心理状态：医保费用，家庭和睦，疾病部分认知。

体格检查：T36.3℃，P64次/分，R17次分，BP119/74mmHg。

辨症：

望（5）：患者表情自然，面色红润，形体正常。

闻（5）：患者语气清，气息平。

问（5）：腰痛，左侧为甚，弯腰时疼痛加剧，活动受限，晨起后加重，足小趾麻木，多汗。

切（5）：脉沉缓。

主症（10）：腰痛十余年，加重伴左下肢麻木1月余。

兼症（10）：足小趾麻木，多汗。

诊断（10）：腰痛病。

证属（10）：寒湿痹阻。

病因（5）：筋骨失养，经络失调有感风寒湿邪，不荣则痛，气血阻滞。

病位（5）：腰。

辨症分析（10）：患者壮年，肝主筋，肾主骨，腰为肾之府，筋骨失养，经络失调，不荣则痛，又感风寒湿邪，致腰部气血运行不畅，气血阻滞不通，不通则痛，发为本病。

技术操作方案（10）：

中医技术	穴位或部位
1.普通针刺	关元俞 大肠俞 肾俞 秩边 委中 承山 昆仑 阳陵泉
2.耳穴压豆	肝 肾 神门 腰骶
3.温针灸	双大肠俞 关元俞
4.磁热疗法	双大肠俞 关元俞

健康指导（10）：

（一）生活起居

1.起居有常，急性期卧床休息，缓解期适当锻炼、打太极拳等，以不感疲劳为度。

2.做好腰部保护，防止腰部受到外伤，尽量不弯腰提重物，减轻腰部负荷。告知患者捡拾地上的物品时宜双腿下蹲腰部挺直，动作缓慢。

3.指导患者在日常生活与工作中，注意对腰部的保健，提倡做硬板凳，宜卧硬板床。

工作时要做到腰部姿势正确，劳逸结合，防止过度疲劳，同时还要防止寒冷等不良因素的刺激。

（二）饮食指导

寒凝血瘀者，宜食温阳散寒、活血通络之品，如龙眼肉、羊肉、韭菜、荔枝、山楂、桃仁、薤白、干姜、大蒜等；少食苦瓜等生冷、寒凉之品。食疗方：薤白粥等。

（三）情志调理

1.了解患者的情绪，使用言语开导法做好安慰工作，保持情绪平和。

2.用移情疗法，转移或改变患者的情绪和意志，舒畅气机、怡养心神，有益于患者的身心健康。

3.疼痛的时候情绪烦躁，使用安神闭目是全身心放轻松，平静呼吸，已达到周身气血流通舒畅。

雷火灸

一、概念

雷火灸疗法是用中药粉末加上艾绒制成的长度约10cm，直径约1元硬币大小的艾条，点燃后施灸于穴位上的一种灸法。

二、基本知识

1.雷火灸的药物组成

由沉香，木香，乳香，茵陈，羌活，干姜，穿山甲各9g，麝香少许等药物，共研细末，再取纯净艾绒28g加入药粉8g研制而成。

2.作用

雷火灸以采用纯中药配方能够疏经活络、活血利窍、善周国组织血液循环。燃烧时产生的辐射能谱是红外线和近红外线，通过对人体面（病灶周国）、位（病灶位）、穴形成高浓药区，在热力的作用下，渗透到组织深部来调节人体各项机能，温通经络、祛风散寒、活血化瘀、散瘿散瘤、扶正祛邪，对疾病起到根本的治疗作用。

3.雷火灸的特点

（1）药力峻猛：雷火灸是由艾绒与其他多其形态粗壮,如大火炮形状，外有灸具。各种植物燃烧时产生药化因子,这些药物因子随着燃烧的热辐射渗透到深部组织细胞、体内循环里,促进组织细胞的物质交换。

（2）火力强:雷火灸药是一个能燃烧的植物柱，燃烧时产生的热辐射力很强，与一般的艾条相比，在燃烧时产生的热辐射能量要大2倍以上。

（3）远红外线：雷火灸燃烧时产生大量远近不等红外线,组成红外线网。雷火灸的物理作用有很强的热辐射功效,在人体体表及内部组织产生的刺激作用反应迅速,对增强组织细胞的代谢体内循环、神经系统的反射影响、内分泌的调节、免疫系统功能的提高。

4.施灸方法

（1）根据病症选择腧穴或施灸部位。

（2）将雷火灸插入手柄,点燃雷火灸,对准施灸部位距离皮肤2～3cm进行熏烤，根据病情选择温和灸、雀啄灸或回旋灸。

（3）以病人感到温热、局部皮肤稍起红晕为度。观察局部皮肤情况及病情变化,随时询问患者有无不适。

（4）每个部位灸2～3炷，灸毕清洁局部皮肤。

三、适用范围

适用于中医中火热灸疗法如下。

眼疾病：近视、白内障、干眼症、急慢性角膜炎、眼手术后康复保健等。

鼻疾病：急慢性鼻炎、过敏性鼻炎、急慢性鼻窦炎等。

咽喉疾病：急慢性咽喉炎等。

耳疾病：耳鸣、耳聋、老年性耳鸣、老年性耳聋、中耳炎等。

痛症病：风湿性关节炎、颈、肩、腰、腿部痛、骨质增生、中风偏瘫等。

肥胖症：腰腹部肥胖、大小腿肥胖及各种肥胖症、产后收腹等。

妇科疾病：痛经、输卵管炎、输卵管堵塞、盆腔炎、卵巢囊肿、月经不调、不孕症等。

男科疾病：阳痿、早泄、前列腺。

四、护理评估及观察要点

1.病室环境及温度。

2.当前主要症状、既往史及是否妊娠。

3.有无出血病史或出血倾向、哮喘病史及艾绒过敏史。

4.施灸部位的皮肤情况、有无感觉迟钝或障碍。

5.对热、气味的敏感和耐受程度。

6.患者心理状况。

五、告知及注意事项

1.高血压患者正发期、高烧患者、青光眼眼底出血期、外伤眼部出血期、心衰竭、哮喘病人禁用。孕妇及崩漏慎用。

2.治疗期间饮食均衡，禁食生冷、辛辣食物，忌烟酒。

3.治疗过程中嘱患者不要随意移动肢体，以防灼伤。及时将药灰清理入弯盘，防止脱落烧伤皮肤或衣物。

4.施灸过程中出现头昏、眼花、恶心、颜面苍白、心慌出汗等不适现象，及时告知护士。注意观察皮肤情况，询问患者有无灼痛感。对糖尿病、肢体感觉障碍的患者，需谨慎控制施灸强度，防止烧伤。

5.治疗当天用温水沐浴，与贴敷时间间隔4小时以上。勿穿过紧、不透气的衣服。

6.雷火灸后不可以抓灸处穴位的皮肤，以免损伤皮肤而感染。灸后见皮肤发红、痒及水泡等属正常现象，小水泡无需处理，可自行吸收，水泡较大者，可先用消毒针各个挑破，排尽泡液，再涂以络合碘收敛防感染。如须防止局部起泡或发泡过大，可先在局部穴位处涂擦液状石蜡或植物油少许，也可适当缩短熏的时间。皮肤发红或痒一般会自行消失，偶见皮肤色素沉着，一般2～3个月可明显减退，若出现其他不适，应及时就诊。

7.灸后注意休息，注意保暖，慎防风寒。

六、操作流程图

【雷火灸操作流程及要点说明】

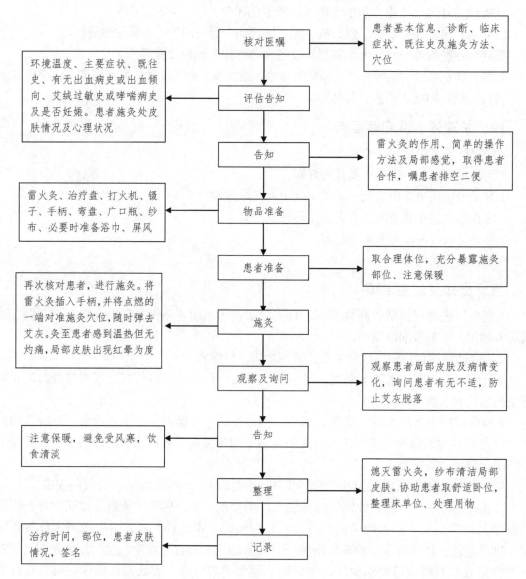

核对医嘱 → 患者基本信息、诊断、临床症状、既往史及施灸方法、穴位

环境温度、主要症状、既往史、有无出血病史或出血倾向、艾绒过敏史或哮喘病史及是否妊娠。患者施灸处皮肤情况及心理状况 → 评估告知

告知 → 雷火灸的作用、简单的操作方法及局部感觉，取得患者合作，嘱患者排空二便

雷火灸、治疗盘、打火机、镊子、手柄、弯盘、广口瓶、纱布、必要时准备浴巾、屏风 → 物品准备

患者准备 → 取合理体位，充分暴露施灸部位、注意保暖

再次核对患者，进行施灸。将雷火灸插入手柄，并将点燃的一端对准施灸穴位，随时弹去艾灰。灸至患者感到温热但无灼痛，局部皮肤出现红晕为度 → 施灸

观察及询问 → 观察患者局部皮肤及病情变化，询问患者有无不适，防止艾灰脱落

注意保暖，避免受风寒，饮食清淡 → 告知

整理 → 熄灭雷火灸，纱布清洁局部皮肤。协助患者取舒适卧位，整理床单位、处理用物

治疗时间，部位，患者皮肤情况，签名 → 记录

七、操作考核评分标准

项 目		要 求	应得分	扣分	扣分细则
素质要求		仪表大方，举止端庄，态度和蔼	5	5	每项不符合要求各扣1分
		服装、鞋帽整齐，符合要求			服装及鞋帽不符合要求各扣1分
操作前准备	护士	核对医嘱 遵照医嘱要求核对执行单	6	25	未核对床号、姓名、病名、证候、治疗方法、穴位名称各扣1分
	评估	核对：床号、姓名、诊断 介绍 解释 患者理解与配合 评估环境	10		未核对床尾卡扣1分 未核对腕带扣1分 未解释操作方法和目的各扣1分 未告知可能发生的情况（如艾的烟雾过敏等）扣1分 未评估禁忌症（如：青光眼、眼底出血等急性发作期，高血压发作期等）扣1分 未评估施灸部位皮肤情况扣1分 未评估环境扣1分
	物品	治疗盘、中药艾条2根、大头针、灸具2只、酒精灯、打火机、刮灰板、止血钳、弯盘、洞巾	6		缺一种物品扣1分
	护士	洗手 戴口罩	3		未洗手扣2分 洗手不符合要求扣1分 不戴口罩扣1分
操作流程	核对体位	再次核对 测量同身寸 体位舒适合理 遮挡 暴露施灸部位 保暖	15	47	未再次核对扣2分 核对不全（床号、姓名、证候、方法、穴位）每项扣1分 未应用同身寸或其它骨度测量法扣2分 使用手指同身寸方法不正确扣1分 体位不舒适扣2分 未遮挡扣1分 未暴露扣2分 施灸部位暴露不充分扣1分 未采取保暖措施扣1分
	穴位定位	明确腧穴部位及施灸方法 同时口述取穴方法	9		定位错误每穴扣3分 口述与实际取穴不符扣2分
	施灸	铺洞巾 艾条固定于灸具上，置于施灸部位	7		实际施灸部位与定位不符扣2分 未使用或使用灸具错误扣3分 未放或错放洞巾扣2分
		及时清除艾灰	3		艾灰掉落在床上或患者患处扣3分 若有艾火脱落烧伤皮肤或烧坏衣被

项 目		要 求	应得分	扣分	扣分细则
					均为不合格，终止操作
		艾条燃尽时更换新柱再灸 患者感到灼痛时及时处理 艾条灸至局部皮肤稍起红晕，施灸时间合理	5		未及时更换艾条扣2分 患者不适未处理扣5分 施灸时间不合理扣2分
	观察	观察局部皮肤及病情 询问患者有无不适 皮肤红润无烫伤 宣教相关知识	6		未观察局部皮肤及病情扣2分 未询问患者有无不适扣1分 未口述局部有红晕无灼伤扣1分 未宣教相关知识扣2分
	灸毕	灸后取走艾柱、灸具 艾条安全熄灭 清洁局部皮肤	3		灸后艾炷熄灭不彻底扣2分 熄灭艾炷方法不正确扣2分 未清洁局部皮肤扣2分 清洁局部皮肤方法不正确扣1分
操作后	整理	合理安排体位 整理床单元	4	16	未安排合适体位扣2分 未整理床单元扣2分 整理床单元不到位扣1分
		整理用物	3		用物处理不符合要求扣2分 未处理扣3分
	评价	询问患者感觉 目标达到的程度 再次核对	3		未评价患者扣3分 评价不符合要求扣2分 用语不当扣1分 未再次核对扣2分
	洗手记录	七步洗手法 按要求记录 签名	5		未洗手扣2分 洗手不符合要求扣1分 未记录扣2分 只口述不记录扣1分 记录内容不全扣1分（日期、床号、姓名、病证、方法、穴位、签名）
终末评价		施灸部位准确 运用灸法正确 皮肤完整 操作熟练、轻巧 护士仪表端庄，护患沟通有效	8	8	每项不符合要求各扣2分
合 计			100		

八、案例分析

病例描述：

患者，男，64岁，因发现胃癌5日，大便不成形，解不尽感数年，3～4次/日，左下腹不适，便后缓解，偶嗳气。现患者无腹痛腹胀，偶嗳气，大便不成形，无黑便及黏液脓血便，2～3次/日，小便解不尽感，偶夜尿频。纳可眠差，入睡时间长，易醒，腰腿疼痛，无麻木感。近期体重下降2kg。

既往史：腰椎间盘膨出病史3年余，白癜风病史10年余，40年前行扁桃体摘除术。

个人史：出生并生长于原籍，无长期外地居住史，否认药物及毒品成瘾史。

过敏史、家族史：否认食物及药物过敏史。否认家族性遗传病史。

婚育史：适龄婚配，配偶及子女均体健。

社会、心理状态：医保费用，家庭和睦，疾病部分认知。

体格检查：T36.4℃，P76次/分，R18次分，BP116/82mmHg。

胃镜示：①胃癌 ②慢性浅表-萎缩性鼻炎伴糜烂

病理示：腺癌。

辨症：

望（5）：患者面色红润，舌质红，苔白腻。

闻（5）：患者表情自然，语气清，气息平，无异常气味。

问（5）：患者左下腹不适，偶有嗳气，腰腿疼痛。

切（5）：脉弦滑。

主症（10）：左下腹不适，偶嗳气。

兼症（10）：小便解不尽感，偶夜尿频，眠差，易醒，腰腿酸痛。

诊断（10）：胃癌。

证属（10）：湿热蕴结。

病因（5）：湿热酝酿于中焦脾胃，与热邪相合，湿热交困，阳气受损。

病位（5）：脾胃。

辨症分析（10）：寒热虚湿夹杂导致脾胃虚寒、气血失和、阴阳平衡失调，胃失升降

中医技术	穴位或部位
1.穴位贴敷	心俞 胃俞 脾俞 肾俞
2.耳穴压豆	心 神门 皮质下 交感 内分泌 胃 脾
3.中药外敷	左下腹
4.穴位按摩	心俞 神门 内关 胃俞
5.雷火灸	心俞 胃俞 脾俞 上脘 中脘 下脘

健康指导（10）：

（一）生活起居

1.保持病室环境安静，环境柔和，空气新鲜，温湿度适宜，避免噪音刺激而加重病情。

2.避免紧张、劳累，合理安排日程生活、休息与活动，学会打太极拳、练静气功、散步、打门球等，并保持良好的心理状态。

3.起居有常，防风寒，避免受凉。

（二）饮食指导 改变不良的饮食习惯，忌长期食腌制、熏、烤食品；少食产气食物及生、冷、硬、刺激性食物，注意少食多餐，进食高蛋白高、维生素、高热量、易消化食

物，少食碳水化合物高含量食物。

（三）情志调理

1.缓解病人的焦虑和恐惧，主动与病人交谈，鼓励患者表达自身感受和学会自我放松的方法。根据病人的具体情况进行针对性的心理护理，以增强病人对手术治疗的信心。

2.鼓励家属和朋友给予病人关心和支持，使其积极配合治疗和护理。

3.保持心情放松，避免精神刺激。

热敏灸

一、概念

热敏灸是采用艾条悬灸热敏化腧穴，通过激发透热、扩热、传热、局部不（微）热远部热、表面不（微）热深部热、非热觉等热敏灸感和经气传导，并施以个体化的饱和消敏灸量，从而明显提高了艾灸疗效的一种新疗法。

二、基本知识

1.作用

热敏灸技术与传统悬灸技术一样，具有温经散寒、扶阳固脱、消瘀散结、防病保健的作用，常用于寒湿痹痛、脏腑虚寒、阳气虚脱、气虚下陷、经络瘀阻等证及亚健康调理。

2.穴位热敏现象

透热：灸热从施灸点皮肤表面直接向深部组织穿透，甚至直达胸腹腔脏器。

扩热：灸热以施灸点为中心向周围片状扩散。

传热：灸热从施灸点开始循一定路线向远部传导，甚至到达病所。

局部不（微）热远部热：施灸部位不（或微）热，而远离施灸的部位感觉甚热。

表面不（微）热深部热：施灸部位的皮肤不（或微）热，而皮肤下深部组织甚至胸腹腔脏器感觉甚热。

其他非热感觉：施灸（悬灸）部位或远离施灸部位产生酸、胀、压、重、痛、麻、冷等非热感觉。

3.选穴原则

先选强敏化腧穴，后选弱敏化腧穴；先选躯干部，再选四肢部；先选近心穴，后选远心穴；远近搭配，左右搭配，前后搭配。

4.施灸方法

（1）循经往返灸：用点燃的纯艾条在患者体表,距离皮肤3cm左右沿经络循行往返匀速移动施灸,以患者感觉施灸路线温热为度。循经往返灸有利于疏导经络,激发经气,临床操作2～3分钟。

（2）回旋灸：用点燃的纯艾条在患者特定体表部位,距离皮肤3cm左右,均匀的左右方向移动或往复回旋施灸。以患者感觉施灸部位温暖舒适为度。回旋灸有利于温热局部气血,临床操作以1～3分钟为宜,继以雀啄灸。

（3）雀啄灸：用点燃的纯艾条对准患者施灸部位,一上一下的摆动,如鸟雀啄食一样,以患者感觉施灸部位波浪样温热感为度。雀啄灸有利于加施灸部位的热敏化程度,疏通局部的经络,从而为局部的经气激发甚至产生灸性感传作进一步准备,临床操作以1～2分钟为宜。

（4）温和灸：将点燃的纯艾条对准热敏化腧穴,距离皮肤3cm左右实施温和灸,以患者无灼热痛感为度。此种灸法有利于激发施灸部位的经气活动,激发灸性感传。

三、适用范围

1.痛症:如肌筋膜疼痛综合征、软组织损伤、颈肩腰痛、骨性关节炎等。

2.神经系统疾病:中风偏瘫、面瘫、面肌痉挛、三叉神经痛等。

3肺系疾病:过敏性鼻炎、慢性支气管炎、支气管哮喘等。

4.消化系统疾病:功能性消化不良、胃肠动力障碍、腹痛、腹泻等。

5.生殖系统疾病:痛经、月经不调、盆腔炎、性功能障碍等。

6.其他疾病,如风湿性关节炎、慢性疲劳综合征等。

四、护理评估及观察要点

1.病室环境及温度。

2.当前主要症状、既往史及是否妊娠。

3.有无出血病史或出血倾向、哮喘病史及艾绒过敏史。

4.施灸部位的皮肤情况、有无感觉迟钝或障碍。

5.对热、气味的敏感和耐受程度。

6.患者心理状况。

五、告知及注意事项

1.感觉障碍、语言障碍、听觉障碍、肿瘤晚期、出血性脑血管病急性期、大量失血、结核病、过饥、过饱、过劳、酒醉等患者禁忌施灸;对于证属实热及阴虚发热者,神志障碍、婴幼儿及孕妇腰骶部和腹部不宜施灸。

2.施灸时根据年、性别、体质、病情,采取舒适的并能充分暴露施灸部位的体位,并根据病情及个体的不同,采用个体化施灸剂量。

3.施灸的顺序,先灸上部,后灸下部、先灸阳部,后灸阴部,灸量由小到大进行热敏灸治疗。

4.治疗过程中嘱患者不要随意移动肢体,以防灼伤。及时将艾灰清理入弯盘,防止脱落烧伤皮肤或衣物。

5.施灸过程中出现头昏、眼花、恶心、颜面苍白、心慌出汗等不适现象,及时告知护士。

6.注意观察皮肤情况,询问患者有无灼痛感。对糖尿病、肢体感觉障碍的患者,需谨慎控制施灸强度,防止烧伤。

7.施灸后出现皮肤潮红、灼热感,属于正常现象,无需特殊处理。若灸后局部皮肤出现小水泡,可自行吸收无需处理。如水泡较大,遵医嘱处理。用无菌注射器抽出泡液,并以无菌纱布覆盖。

六、操作流程图

【热敏灸技术操作流程】

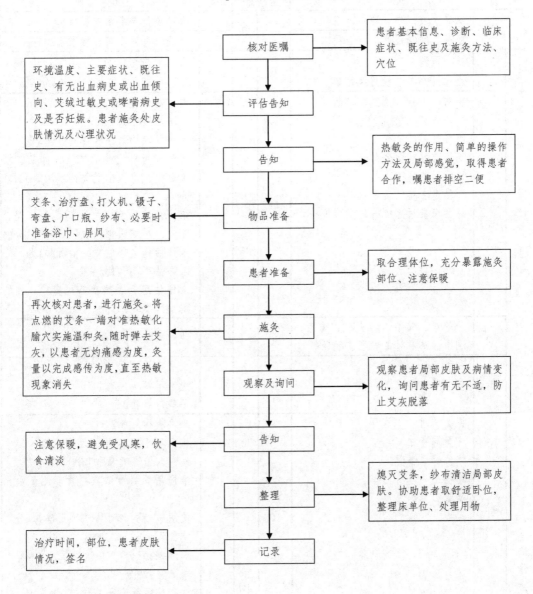

核对医嘱 → 患者基本信息、诊断、临床症状、既往史及施灸方法、穴位

环境温度、主要症状、既往史、有无出血病史或出血倾向、艾绒过敏史或哮喘病史及是否妊娠。患者施灸处皮肤情况及心理状况 ← 评估告知

告知 → 热敏灸的作用、简单的操作方法及局部感觉，取得患者合作，嘱患者排空二便

艾条、治疗盘、打火机、镊子、弯盘、广口瓶、纱布、必要时准备浴巾、屏风 ← 物品准备

患者准备 → 取合理体位，充分暴露施灸部位、注意保暖

再次核对患者，进行施灸。将点燃的艾条一端对准热敏化腧穴实施温和灸，随时弹去艾灰，以患者无灼痛感为度，灸量以完成感传为度，直至热敏现象消失 ← 施灸

观察及询问 → 观察患者局部皮肤及病情变化，询问患者有无不适，防止艾灰脱落

注意保暖，避免受风寒，饮食清淡 ← 告知

整理 → 熄灭艾条，纱布清洁局部皮肤。协助患者取舒适卧位，整理床单位、处理用物

治疗时间，部位，患者皮肤情况，签名 ← 记录

七、操作考核评分标准

项 目		要 求	应得分	扣分	扣分细则
素质要求		仪表大方，举止端庄，态度和蔼	5	5	每项不符合要求各扣1分
		服装、鞋帽整齐，符合要求			服装及鞋帽不符合要求各扣1分
操作前准备	核对	核对医嘱 遵照医嘱要求核对执行单	6	25	未核对床号、姓名、病名、证候、治疗方法、穴位名称各扣1分
	评估	核对：床号、姓名、诊断 介绍 解释 患者理解与配合 评估环境 评估患者对热敏感程度 评估患者对疼痛的耐受程度	11		未核对床尾卡扣1分 未核对腕带扣1分 未解释操作方法和目的各扣1分 未告知可能发生的情况（如艾的烟雾过敏、皮肤出现烫伤水泡等）扣2分 未评估禁忌症（如：颜面部、大血管处、孕妇腹部及腰骶部）扣1分 未评估施灸部位皮肤情况扣1分 未评估环境扣1分 未评估患者对热敏感程度和疼痛的耐受程度各扣1分
	物品	治疗盘、艾条、打火机、弯盘、洞巾，必要时备屏风、毛毯等	5		缺一种物品扣1分
	护士	洗手 戴口罩	3		未洗手扣2分 洗手不符合要求扣1分 不戴口罩扣2分
操作流程	核对体位	再次核对 测量同身寸 体位舒适合理 遮挡 暴露施灸部位 保暖	10	47	未再次核对扣2分 核对不全（床号、姓名、证候、方法、穴位）每项扣1分 未应用同身寸或其它骨度测量法扣2分 使用手指同身寸方法不正确扣1分 体位不舒适扣2分 未遮挡扣1分 未暴露扣2分 施灸部位暴露不充分扣1分 未采取保暖措施扣1分
	穴位定位	明确腧穴部位及施灸方法 同时口述取穴方法及取穴原则	9		定位错误每穴扣3分 口述与实际取穴不符扣2分 未口述取穴原则扣3分 取穴原则口述不全扣2分
	施灸	铺洞巾	1		未放或错放洞巾扣1分
		点燃艾炷 置于施灸部位上方	7		点燃方法不当、耗时过长扣2分 未充分点燃扣2分

项　目		要　求	应得分	扣分	扣分细则
		（同时口述施灸剂量）			取穴不准确扣3分 未口述扣3分
		及时清除艾灰	3		艾灰掉落在床上或患者患处扣3分 若有艾火脱落烧伤皮肤或烧坏衣被 均为不合格，终止操作
		艾炷燃尽时更换新柱再灸 患者感到灼痛时及时处理	7		未及时更换艾条扣2分 患者不适未处理扣5分
	观察	观察局部皮肤及病情 询问患者有无不适 皮肤红润无烫伤 宣教相关知识	5		未观察局部皮肤及病情扣2分 未询问患者有无不适扣1分 未口述局部有红晕无灼伤扣1分 未宣教相关知识扣2分
	灸毕	灸后取走艾条 艾炷安全熄灭 清洁局部皮肤	6		灸后艾条熄灭不彻底扣2分 熄灭艾条方法不正确扣2分 未清洁局部皮肤扣2分 清洁局部皮肤方法不正确扣1分
操 作 后	整理	合理安排体位 整理床单元	3	14	未安排合适体位扣1分 未整理床单元扣2分 整理床单元不到位扣1分
		整理用物	3		用物处理不符合要求扣2分 未处理扣3分
	评价	询问患者感觉 目标达到的程度 再次核对	3		未评价患者扣3分 评价不符合要求扣2分 用语不当扣1分 未再次核对扣2分
	洗手 记录	七步洗手法 按要求记录 签名	5		未洗手扣2分 洗手不符合要求扣1分 未记录扣2分 只口述不记录扣1分 记录内容不全扣1分（日期、床号、 姓名、病证、方法、穴位、签名）
终末评价		施灸部位准确 皮肤完整 操作熟练、轻巧 护士仪表端庄，护患沟通有效	8	8	每项不符合要求各扣2分
合　计			100		

八、案例分析

病例描述：

患者，女，68岁，1月前感左侧腹部胀痛不适，便后缓解，2天前感脐周疼痛，恶心呕吐，停止排气排便，现患者脐周疼痛不适，腰背部酸胀，偶感心慌，偶感头晕，恶心呕吐，进禁食，眠可，小便灼热感，无排气排便。近期体重无明显变化。

既往史：冠心病病史10年余，手术治疗下肢静脉曲张，2005年行阑尾切除术，2019年2月1日行右半结肠癌切除术。

个人史：出生并生长于原籍，无长期外地居住史，否认药物及毒品成瘾史。

过敏史、家族史：自述青霉素、头孢、庆大霉素过敏，否认食物过敏史。

婚育史：适龄婚配，配偶及子女均体健。

社会、心理状态：医保费用，家庭和睦，疾病部分认知。

体格检查：T36.4℃，P76次/分，R18次分，BP136/82mmHg。

心电图示：窦性心律 ST-T改变。

辨症：

望（5）：患者面色红润，舌质淡红，苔白厚腻，边有齿痕，苔白滑。

闻（5）：患者倦怠懒言。

问（5）：患者语气清，气息平，无异常气味。

切（5）：脉濡细。

主症（10）：脐周疼痛不适，恶心呕吐，无排气排便。

兼症（10）：腰背部酸痛，偶感心慌，偶有头晕，眠差，小便灼热感。

诊断（10）：肠结。

证属（10）：气血两虚。

病因（5）：气机阻滞，肠腑气血不畅，肠道失于濡养，气血淤阻，腑气不通，升降失常。

病位（5）：肠。

辨症分析（10）：气血亏虚，运化无力，毒淤血阻止于肠道，通降失调而导致肠梗阻出现腹胀、腹痛、恶心、呕吐等症状。

技术操作方案（10）：

中医技术	穴位或部位
1.穴位贴敷	涌泉 神阙
2.耳穴压豆	心 神门 皮质下 胃 大肠
3.中药灌肠	
4.电针	足三里 三阴交
5.热敏灸	上星 神阙 大肠俞 足三里 三阴交

健康指导（10）：

（一）生活起居

1.保持病室环境安静，环境柔和，空气新鲜，温湿度适宜，避免噪音刺激而加重病情。

2.饭后避免剧烈运动，防止发生肠扭转。

3.起居有常，发作时卧床休息，血压平稳后可采取半卧位，适当锻炼，如快步走、打太极拳等，以不感疲劳为度。

（二）饮食指导

肠梗阻未缓解前禁食，症状缓解后遵医嘱进食流质、半流质；忌食辛辣，油腻刺激热燥制品；老年体弱者保持大便通畅，鼓励多饮水多进食蔬菜、水果及富含纤维素的食物，忌烟酒、辛辣刺激性食物。

（三）情志调理

1.做好心理安慰与疏导，缓解患者的紧张及恐惧心理，使之配合治疗。

2.鼓励患者表达内心感受，针对性给予心理支持。

3.鼓励病友间多交流疾病防治经验，提高认识，增强治疗信心。

陶罐灸

一、概念

陶罐灸是将点燃的艾柱放置于陶罐中，隔药饼作用于治疗部位和穴位的艾灸技术，以调和气血阴阳脏腑功能，疏通经络，从而达到防病健体的目的和治疗虚寒性疾病的一种操作方法，属于艾灸技术范畴。

二、基本知识

1.作用

陶罐灸具有调和气血阴阳脏腑功能，疏通经络的作用。

2.施灸方法

关元穴位于腹部，身体前正中线，脐中下3寸。取药饼放置关元穴上，将装有艾柱的陶罐置于药饼上，妥善固定，暴露的两侧腹部用浴巾盖好保暖，其他部位注意保暖。治疗40分钟，期间询问患者感觉和温度，有无不可耐受的热度，及时调整位置和距离。

三、适用范围

1.消化系统：胃痛、痞满、反胃、呕吐、泄泻、痢疾、呃逆等；泌尿系统：小便不利、腹水、水肿、黄疸等。

2.生殖系统：阳痿、遗精、早泄及妇女月经不调、痛经、崩漏、带下、滑胎、不孕等症。

3.神经系统：痹症、手足麻木及诸多酸痛症。

4.心血管系统：虚劳诸疾、神经衰弱和不寐少眠、多梦烦躁等症。

四、护理评估及观察要点

1.病室环境及温度。

2.当前主要症状、既往史及是否妊娠。

3.有无出血病史或出血倾向、哮喘病史或艾绒过敏史。

4.施灸部位的皮肤情况、有无感觉迟钝或障碍。

5.对热、气味的敏感和耐受程度。

6.患者心理状况。

五、告知及注意事项

1.取合适体位，充分暴露施灸部位，注意保暖及保护隐私。

2.治疗过程中避免大笑和咳嗽，均匀呼吸，手自然放于身体两侧，可适当活动，打开排风扇，保持室内空气流通。

3.治疗40分钟，施灸过程中询问患者有无灼痛感，注意观察皮肤情况，及时调整位置和距离，对糖尿病、肢体感觉障碍的患者，需谨慎控制施灸强度，防止烧伤及时更换艾炷。

4.施灸过程中出现头昏、眼花、恶心、颜面苍白、心慌出汗等不适现象，及时告知护士。

5.施灸后如出现轻微咽喉干燥、大便秘结、失眠等现象，无需特殊处理。个别患者艾灸后局部皮肤可能出现小水泡，无需处理，可自行吸收。如水泡较大，遵医嘱处理。

6.灸后注意保暖，饮食宜清淡，24小时后洗澡。

六、操作流程图

【陶罐灸技术操作流程图】

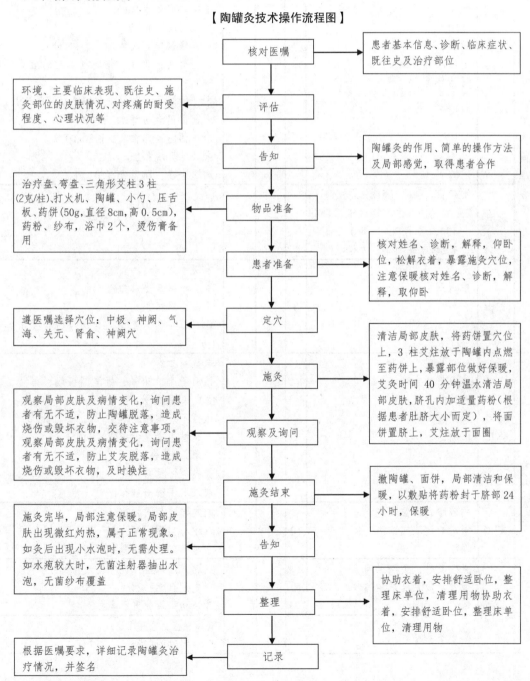

七、操作考核评分标准

项 目		要 求	应得分	扣分	扣分细则
素质要求		仪表大方,举止端庄,态度和蔼	5	5	每项不符合要求各扣1分
		服装、鞋帽整齐,符合要求			服装及鞋帽不符合要求各扣1分
操作前准备	护士	核对医嘱 遵照医嘱要求核对执行单	6	25	未核对床号、姓名、证候、治疗方法、穴位名称各扣1分
	评估	核对:床号、姓名、证候 介绍 解释 患者理解与配合 评估环境	10		未核对床尾卡扣1分 未核对腕带扣1分 未解释操作方法和目的各扣1分 未告知可能发生的情况(如艾的烟雾过敏等)扣1分 未评估禁忌症(如:孕妇腰骶部等)扣1分 未征得患者同意扣1分 未评估施灸部位皮肤情况扣1分 未评估环境扣1分 沟通生硬、面无表情扣1分
	物品	治疗盘,弯盘,陶罐,艾柱锥形,2克/柱,共3柱,打火机,药饼(50g,直径8cm,高0.5cm),纱布2块、污物桶、手消液	6		缺一种物品扣1分 一种不符合要求扣1分
	护士	洗手 戴口罩	3		未洗手扣2分 洗手不符合要求扣1分 不戴口罩扣2分 戴口罩不符合要求及存储不符合要求各扣1分
操作流程	核对体位	再次核对 体位舒适合理 遮挡 暴露施灸部位 保暖	5	48	未核对扣2分 核对不全(床号、姓名、证候、方法、穴位)每项扣1分 体位不舒适扣2分 未遮挡患者(拉床幔)扣1分 未暴露扣2分 施灸部位暴露不充分扣1分 未采取保暖措施扣1分
	定位	明确腧穴部位及施灸方法 同时口述取穴方法 保暖	10		取穴错误每穴扣2分 口述与实际不符扣2分 非施灸部位未保暖扣2分
	施灸	点燃艾柱,灸法正确 取穴,放置药饼和陶罐	10		点燃方法不当、耗时过长扣1分 未充分点燃扣2分 药饼和陶罐放置不当扣2分
		施灸,40分钟	10		陶罐放置不妥扣2分 未口述时间扣2分

项 目		要 求	应得分	扣分	扣分细则
操作后	观察	艾柱灸至局部皮肤稍起红晕，施灸时间（时间口述）合理	5		未口述局部有红晕扣2分 施灸时间不正确扣2分
		观察局部皮肤及病情，询问患者感觉温度及有无不适，宣教相关知识	5		未观察局部皮肤及病情扣2分 未询问患者有无不适扣2分 未宣教相关知识扣2分
	灸毕	撤罐 清洁局部皮肤 保暖	3		撤罐方法不当扣1分 未清洁局部皮肤扣2分 未保暖扣1分
	整理	合理安排体位 整理床单位	3	14	安排体位不合理扣1分 未整理床单位扣2分 整理床单元不到位扣1分
		清理用物，归还原处 药饼和艾柱处理符合要求	3		用物处理不符合要求扣2分 未处理用物扣3分
	评价患者	询问患者的自我感觉 目标达到的程度 交待注意事项、宣教 再次核对	3		未评价扣3分 评价不符合要求扣1分 未交待注意事项、宣教扣3分 交待注意事项、宣教不全扣1分 未再次核对扣2分
	洗手记录	七步洗手法 按要求记录 签名	5		未洗手扣2分 洗手不符合要求扣1分 未记录扣3分 记录内容不全扣1分（日期、床号、姓名、病证、方法、穴位、签名） 只口述不记录扣2分 未签字扣2分
终末评价		施灸部位准确 操作熟练，轻巧 运用灸法正确 皮肤情况良好	8	8	施灸部位不准确扣2分 护士操作不熟练扣2分 运用灸法不正确扣2分 患者皮肤有烫伤扣2分
合 计			100		

八、案例分析

病例描述：

患者，女，59岁，神志清，精神可，腰部疼痛2年，加重3个月，伴活动受限，双下肢酸胀，时感放射痛及麻木，遇寒症状加重，肢冷喜温，倦怠乏力，自行拉伸后好转，纳眠可，二便调。

既往史：既往体健。

个人史：出生并生长于原籍，无长期外地居住史，否认药物及毒品成瘾史。

过敏史、家族史：否认食物及药物过敏史。

婚育史：适龄婚配，配偶及子女均体健。

专科检查：腰椎生理曲度变直，腰部活动正常，双侧腰肌紧张，双下肢肌力正常。

辅助检查：给予腰椎核磁共振检查，结果显示，腰椎退行性变。

社会、心理状态：医保费用，家庭和睦，疾病部分认知。

体格检查：T36.3℃，P80次/分，R18次分，BP119/71mmHg。

辨症：

望（5）：患者面色无华，舌质红，苔黄腻。

闻（5）：患者倦怠懒言。

问（5）：患者腰部疼痛，伴双下肢酸胀，遇寒加重。

切（5）：脉滑涩。

主症（10）：腰部疼痛，痛处固定，转侧不利，逐渐加重。

兼症（10）：伴双下肢酸胀、疼痛、麻木。

诊断（10）：腰痛病。

证属（10）：风寒阻络。

病因（5）：感受外邪，气血阻滞，风寒湿热。

病位（5）：腰部。

辨症分析（10）：感受风寒，寒湿邪气注于肌腠经络，滞留于关节筋骨，导致气血痹阻。

技术操作方案（10）：

中医技术	穴位或部位
1.陶罐灸	腰俞 肾俞 阳陵泉 承山 足三里
2.针刺	腰俞 肾俞 委中 环跳 足三里
3.拔罐	阿氏穴
4.耳针	肾 腰椎 坐骨 神门 皮质下
5.中药贴敷	腰部

健康指导（10）：

（一）生活起居

1.保持室内环境安静，环境柔和，空气新鲜，温湿度适宜。

2.避免久站久坐，注意劳逸结合。

3.起居有常，发作时休息，缓解期适当锻炼，如打太极拳等，以不感疲劳为度。

4.注意腰部保暖，卧硬板床，避免腰部负重。

（二）饮食指导

风寒阻络，宜行散寒通络之品，多食温补食物，如羊肉、生姜，忌食生冷及肥甘之品。食疗方，三色汤。

（三）情志调理

1.保持情绪稳定，避免不良刺激。

2.鼓励患者表达内心感受，针对性给予心理支持。

3.指导患者掌握自我排解不良情绪的方法，如音乐疗法、谈心释放法、转移法。

面饼灸

一、概念

用麦面和成薄饼，敷在脐上，用艾薄薄铺于饼上并点燃，还可采取加用姜、蒜等物制作成面饼作为隔物，使治疗范围有进一步扩大。

二、基本知识

1.作用

面饼灸能够解除或缓解各种虚寒性疾病的临床症状,通过运用温通经络、调和气血、消肿散结、回阳救逆等作用,达到防病保健、治病强身的目的。

2.施灸方法

分为两种方法，如下：

（1）取白面适量，用陈醋和成直径3cm，厚约0.5cm的薄饼，以拇指大的艾炷隔饼灸之。觉烫易艾炷，每次4～5壮。多取阿是穴(患处)和神阙穴。

（2）取嫩生姜或大蒜适量，将其尽量捣烂，加入白面和成面饼。厚0.5～0.8cm，直径3～5cm。施灸时，可先在穴区铺一厚纸，在纸上放面饼。可用特大壮艾炷(重25～30g)点燃灸治。每次1～2壮，隔3～5日1次。

三、适用范围

适用于痈疽、痢疾等，功能性子宫出血等病证。

四、护理评估及观察要点

1.病室环境及温度。

2.当前主要症状、既往史及是否妊娠。

3.有无出血病史或出血倾向、哮喘病史及艾绒过敏史。

4.施灸部位的皮肤情况、有无感觉迟钝或障碍。

5.对热、气味的敏感和耐受程度。

6.患者心理状况。

五、告知及注意事项

1.艾绒团必须捻紧，艾绒点燃后可出现较淡的中药气味。

2.治疗过程中应防止艾火脱落，烧伤皮肤和点燃衣服被褥，局部皮肤产生烧灼、热烫的感觉,应停止治疗。

3.施灸顺序，临床上一般是先灸上部，后灸下部；先腰背部，后胸腹部，先头身，后四肢。

4.大血管处、孕妇腹部和腰骶部、有出血倾向者不宜施灸。对艾叶过敏者慎用。

5.施灸过程中询问患者有无灼痛感，注意观察皮肤情况，对糖尿病、肢体感觉障碍的患者，需谨慎控制施灸强度，防止烧伤。治疗过程中出现头昏、眼花、恶心、颜面苍白、心慌出汗等不适现象，及时告知护士。

6.施灸后如出现轻微咽喉干燥、大便秘结、失眠等现象，无需特殊处理；灸后局部出现微红灼热属正常现象，无需处理，若局部出现小水泡，无需处理，自行吸收。如水泡较大，用无菌注射器抽出泡液，并以无菌纱布覆盖；治疗后注意保暖，饮食宜清淡。

六、操作流程图

【面饼灸技术操作流程图】

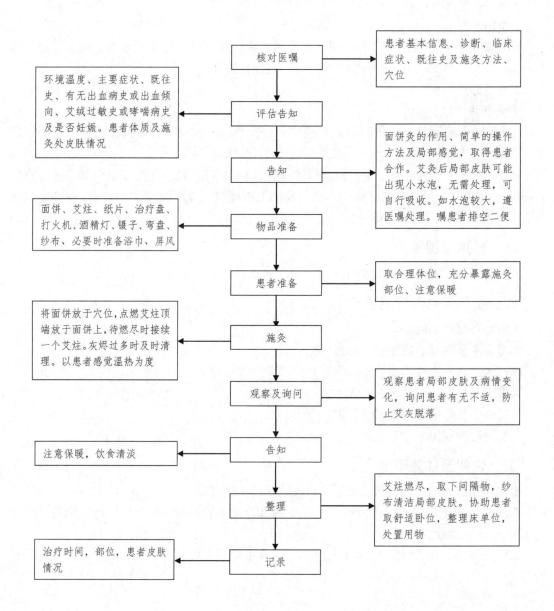

七、操作考核评分标准

项　目		要　求	应得分	扣分	扣分细则
素质要求		仪表大方，举止端庄，态度和蔼	5	5	每项不符合要求各扣1分
		服装、鞋帽整齐，符合要求			服装及鞋帽不符合要求各扣1分
操作前准备	护士	核对医嘱 遵照医嘱要求核对执行单	6	26	未核对床号、姓名、病名、证候、治疗方法、穴位名称各扣1分
	评估	核对：床号、姓名、诊断 介绍 解释 患者理解与配合 评估环境	8		未核对床尾卡扣1分 未核对腕带扣1分 未解释操作方法和目的各扣1分 未告知可能发生的情况（如艾的烟雾过敏等）扣1分 未评估禁忌症（如：局部皮肤破损、瘢痕、出血倾向、妊娠等）扣2分 未评估施灸部位皮肤情况扣1分 未评估环境扣1分
	物品	治疗盘、艾柱、面饼、盖缸、镊子、打火机、香、弯盘（水少许）、纱布、治疗巾、洞巾、污物桶、手消液，必要时备浴巾、屏风	5		缺一种物品扣1分
		面饼的准备，底面直径2cm厚度0.2~0.5cm，用针刺小孔若干	2		大小不适、厚薄不均匀各扣1分 未刺孔扣1分
		艾炷的制做，5-7壮 艾绒团柱必须捻紧不松散	2		艾炷数量、松散、紧致度不合要求各扣1分
	护士	洗手 戴口罩	3		未洗手扣2分 洗手不符合要求扣1分 不戴口罩扣2分
操作流程	核对体位	再次核对 测量同身寸 体位舒适合理 遮挡 暴露施灸部位 保暖	6	47	未再次核对扣2分 核对不全（床号、姓名、证候、方法、穴位）每项扣1分 未应用同身寸或其它骨度测量法扣2分 使用手指同身寸方法不正确扣1分 体位不舒适扣2分 未遮挡扣1分 未暴露扣2分 施灸部位暴露不充分扣1分 未采取保暖措施扣1分
	穴位定位	明确腧穴部位及施灸方法 同时口述取穴方法	9		定位错误每穴扣3分 口述与实际取穴不符扣2分
	施灸	铺洞巾	8		实际施灸部位与定位不符扣2分

项 目		要 求	应得分	扣分	扣分细则
		施灸部位放上面饼，上置艾炷			未放面饼扣3分 未放或错放洞巾扣2分
		点燃艾炷（口述换柱及注意事项）	8		点燃方法不当、耗时过长扣2分 未充分点燃扣2分 未口述扣3分
		以患者感觉温热为度	3		艾灰掉落在床上或患者患处扣3分 若有艾火脱落烧伤皮肤或烧坏衣被均为不合格，终止操作
		艾炷燃尽时更换新柱5-7壮 患者感到灼痛时及时处理	5		未及时更换艾柱扣2分 患者不适未处理扣5分
	观察	观察局部皮肤及病情，询问患者有无不适，皮肤红润无烫伤 宣教相关知识	5		未观察局部皮肤及病情扣2分 未询问患者有无不适扣1分 未口述局部皮肤有红晕无灼伤扣1分 未宣教相关知识扣2分
	灸毕	灸后取走艾柱、面饼 纱布清洁局部皮肤	3		灸后艾炷熄灭不彻底扣2分 熄灭艾灶方法不正确扣2分 未清洁局部皮肤扣2分 清洁局部皮肤方法不正确扣1分
操作后	整理	合理安排体位 整理床单元	3	14	未安排合适体位扣1分 未整理床单元扣2分 整理床单元不到位扣1分
		整理用物	3		用物处理不符合要求扣2分 未处理扣3分
	评价	询问患者感觉 目标达到的程度 再次核对	3		未评价患者扣3分 评价不符合要求扣2分 用语不当扣1分 未再次核对扣2分
	洗手记录	七步洗手法 按要求记录。 签名	5		未洗手扣2分；洗手不符合要求扣1分 未记录扣2分；只口述不记录扣1分 记录内容不全扣1分（日期、床号、姓名、病证、方法、穴位、皮肤情况、签名）
终末评价		施灸部位准确 皮肤完整 操作熟练、轻巧 护士仪表端庄，护患沟通有效	8	8	每项不符合要求各扣2分
合 计			100		

八、案例分析

病例描述：

患者，男，72岁，于20余年前无明显诱因出现腰部疼痛，劳累、受凉后加重，予"针灸"等治疗后好转，6年前因外伤腰痛逐渐加重，2年于前出现下肢麻木，1年前出现下肢沉重无力，经"推拿"等治疗，疗效一般。为求进一步系统治疗，入住我院区。入院症见：腰部疼痛，腰骶部为甚，双下肢麻木，沉重，右侧明显，行走无力，无双下肢疼痛，汗多，晨起尤甚，双肩部疼痛，食欲差，纳差，夜间因腰痛间断入睡，小便无力，大便调。

既往史：颈椎病病史30余年，双侧颈动脉动脉硬化病史5年余，自行服用"美达信"，浅表性胃炎病史25年余，双肾囊肿15年余。2016年3月于山东省立医院行颈椎微创治疗术，否认输血史。

个人史：生于山东，久居本地，无疫水、疫源接触史，无嗜酒史，无吸烟史，无放射线接触史，否认麻醉毒品等嗜好，否认传染病史。预防接种史不详。

过敏史、家族史：否认食物过敏史、否认其他接触物过敏史。子配偶均体健，否认家族性遗传病史。

婚育史：适龄婚配，育有1子。

社会、心理状态：医保费用，家庭和睦，疾病部分认知。

体格检查：T36.3℃，P74次/分，R18次分，BP110/75mmHg。

心电图示：ST-T段异常。

辨症：

望（5）：患者表情自然，面色红润，舌淡红，苔薄黄，形体正常。

闻（5）：语气清，气息平。

问（5）：双肩部疼痛，食欲差，纳差，夜间因腰痛间断入睡，小便无力。

切（5）：脉沉。

主症（10）：腰痛20年余，加重6年，伴双下肢无力1年。

兼症（10）：双肩部疼痛，双下肢麻木，沉重，右侧明显。汗多，晨间尤甚，食欲差，纳差，夜间因腰痛导致睡眠差，小便无力，大便调。

诊断（10）：腰痛病。

证属（10）：肝肾亏虚，寒湿痹阻。

病因（5）：年老体弱，肝肾亏虚，筋骨失养，经络失濡。

病位（5）：腰。

辨症分析（10）：肝肾亏虚，肝主筋，肾主骨，腰为肾之府，肝肾亏虚，筋骨失养，筋络失濡，加之不慎感受寒湿之邪，寒性收引，湿性重浊，导致筋络痹阻不通。

技术操作方案（10）：

中医技术	穴位或部位
1.普通针刺	大肠俞 关元俞 肾俞 秩边 委中 承山 昆仑 阳陵泉
2.耳穴压豆	肝 肾 神门 腰骶
3.面饼灸	神阙、关元
4.磁热疗法	双大肠俞 关元俞
5.穴位贴敷	双涌泉

健康指导（10）：

（一）生活起居

1.起居有常，急性期卧床休息，宜卧硬板床。缓解期适当锻炼、打太极拳等，以不感疲劳为度，防止寒冷等不良因素的刺激。

2.做好腰部保护，防止腰部受到外伤，尽量不弯腰提重物，减轻腰部负荷。告知患者捡拾地上的物品时宜双腿下蹲腰部挺直，动作缓慢。

3.指导患者在日常生活工作中，注意腰部保健，做到腰部姿势正确，宜做硬板凳。

（二）饮食指导

肝肾阳虚者宜进食温壮肾阳、补精髓之品，如黑豆、核桃、杏仁、腰果、黑芝麻等。食疗方：干姜煲羊汤。忌生冷瓜果及寒凉食物。

（三）情志调理

1.了解患者情绪，使用言语开导法做好安慰工作，保持情绪平和。

2.用移情疗法，转移或改变患者的情绪和意志，舒畅气机，有利于患者身心健康。

3.疼痛时出现情绪烦躁，使用安神静志法，要患者闭目静心全身放松，平静呼吸，已达到周身气血流通舒畅。

麦粒灸

一、概念

麦粒灸是将艾绒搓成如麦粒样大小，直接置于穴位上施灸，通过其温经散寒、扶助阳气、消瘀散结作用，达到防治疾病、改善症状的一种操作方法，属于艾灸技术范畴。

二、基本知识

1.作用

麦粒灸具有显著的温经散寒、活血通络、益气固脱、防病保健作用，对多种虚证、寒证、痰证、瘀证有很好的疗效。

2.施灸方法

（1）艾粒制作方法

将艾绒少许置于左手食、中指之间用拇、食、中三指将艾绒揉匀,形成适当大小的艾团然后将艾团置于拇、食二指之间大拇指向前,用力将艾团搓紧,艾团即成纺锤形,如麦粒大。左手捏住艾团,露出大部分;右手用无齿镊尖端紧紧夹住艾团露出部分根部横向用力扯下,即形成圆锥形艾炷。将扯下的艾炷尖端置于火焰上点燃,再用右手中指在棉球上蘸水后涂擦于穴位皮肤使皮肤上沾上少许水后,迅速将燃烧着的艾炷用镊子按压于穴位上艾炷即能稳稳地粘附于穴位皮肤上。待患者觉局部温热感明显时,用镊子取下未燃尽的艾注置于垃圾缸中。一般2～3壮，多则5～7壮。

（2）非化脓灸的施灸方法

将艾粒立置于施灸部位,用线香点燃艾粒顶端,使其燃烧。当艾粒燃到剩余2/5～1/5左右，即用镊子将艾粒夹去,再进行下一壮操作。灸后将穴位处残留的灰烬和油膏轻轻擦拭干净。

3.麦粒灸优点

（1）节省材料:麦粒灸艾炷小制作艾炷所需用的艾绒少,节省原料。

（2）定位准确因艾炷小,施灸时作用部位小而精确,有利于提高疗效。

（3）灸疗效率高:因麦粒灸艾炷小,每一壮烧需时少,可以在较少时间内施灸多次增大刺激量。

（4）作用深透:制作合格的艾炷燃烧缓慢,作用徐缓而深透临床疗效好。

（5）易于在头面和四肢远端施灸:麦粒灸因艾炷小可以在全身各处施灸,特别是在普通艾炷不适合或不能操作的头面部和四肢远端,必要时甚至可以在眼睑痉挛的眼睑局部施灸。另外,麦粒灸用水作为粘附剂,使艾炷很容易粘附于皮肤不容易掉落,也增加了其适用范围。

三、适用范围

适用于治疗各种慢性虚寒性疾病引起的症状，如肺痨所致的咳嗽、咯血；慢性腹泻所致的排便次数增多、便质稀薄；脾胃虚弱所致的纳差，呕吐；尪痹所致的晨僵、小关节疼痛等症状。

四、护理评估及观察要点

1.病室环境及温度。

2.当前主要症状、既往史及是否妊娠。

3.有无出血病史或出血倾向、哮喘病史或艾绒过敏史。

4.施灸部位的皮肤情况、有无感觉迟钝或障碍。

5.对热、气味的敏感和耐受程度。

6.患者心理状况。

五、告知及注意事项

1.取合适体位，充分暴露施灸部位，注意保暖及保护隐私。施灸过程中不宜随便改变体位以免烫伤。

2.治疗过程中应防止艾火脱落，烧伤皮肤和点燃衣服被褥，局部皮肤产生烧灼、热烫的感觉,应停止治疗。

3.心前区、大血管处、乳头、腋窝、肚脐、会阴、孕妇腹部和腰骶部不宜施灸。

4.施灸过程中询问患者有无灼痛感，注意观察皮肤情况，对糖尿病、肢体感觉障碍的患者，需谨慎控制施灸强度，防止烧伤。治疗过程中出现头昏、眼花、恶心、颜面苍白、心慌出汗等不适现象，及时告知护士。

5.施灸后如出现轻微咽喉干燥、大便秘结、失眠等现象，无需特殊处理；灸后局部出现微红灼热属正常现象，无需处理，若局部出现小水泡，无需处理，自行吸收。如水泡较大，用无菌注射器抽出泡液，并以无菌纱布覆盖；治疗后注意保暖，饮食宜清淡。

六、操作流程图

【麦粒灸技术操作流程图】

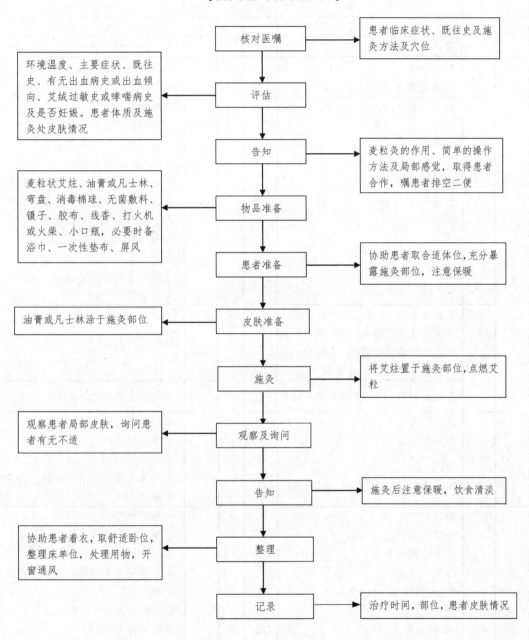

环境温度、主要症状、既往史、有无出血病史或出血倾向、艾绒过敏史或哮喘病史及是否妊娠。患者体质及施灸处皮肤情况

核对医嘱 → 患者临床症状、既往史及施灸方法及穴位

评估

告知 → 麦粒灸的作用、简单的操作方法及局部感觉，取得患者合作，嘱患者排空二便

麦粒状艾炷、油膏或凡士林、弯盘、消毒棉球、无菌敷料、镊子、胶布、线香、打火机或火柴、小口瓶，必要时备浴巾、一次性垫布、屏风

物品准备

患者准备 → 协助患者取合适体位，充分暴露施灸部位，注意保暖

油膏或凡士林涂于施灸部位

皮肤准备

施灸 → 将艾炷置于施灸部位，点燃艾粒

观察患者局部皮肤，询问患者有无不适

观察及询问

告知 → 施灸后注意保暖，饮食清淡

协助患者着衣，取舒适卧位，整理床单位，处理用物，开窗通风

整理

记录 → 治疗时间，部位，患者皮肤情况

七、操作考核评分标准

项 目		要　求	应得分	扣分	扣分细则
素质要求		仪表大方，举止端庄，态度和蔼	5	5	每项不符合要求各扣1分
		服装、鞋帽整齐，符合要求			服装及鞋帽不符合要求各扣1分
操作前准备	护士	核对医嘱 遵照医嘱要求核对执行单	5		未核对床号、姓名、病名、证候、治疗方法、穴位名称各扣1分
	评估	核对：床号、姓名、诊断 介绍 解释 患者理解与配合 嘱患者排空二便 评估环境	10		未核对床尾卡扣1分 未核对腕带扣1分 未解释操作方法和目的各扣1分 未询问过敏史扣1分 未告知可能发生的情况（如烟雾耐受、局部皮肤出现水泡等）扣1分 未评估禁忌症（如：出血性疾病、哮喘、妊娠等）扣1分 未评估施灸部位皮肤情况扣1分 未嘱患者排空二便扣1分 未评估环境扣1分
	物品	麦粒状艾粒、油膏或凡士林、弯盘、纱布、镊子、线香、打火机、小口瓶、污物桶、手消液，治疗巾、一次性垫布、必要时备屏风	5	25	缺一种物品扣1分
		艾粒的制做：艾粒必须捻紧不松散	2		艾粒松散紧致度不合要求扣1分
	护士	洗手 戴口罩	3		未洗手扣2分 洗手不符合要求扣1分 不戴口罩扣2分 戴口罩不符合要求及存储不符合要求各扣1分
操作流程	核对体位	再次核对 明确治疗部位 确定手指同身寸 体位舒适合理 遮挡 暴露施灸部位 保暖	10	45	未核对扣2分 核对不全（床号、姓名、证候、方法、穴位）每项扣1分 未应用同身寸或其它骨度测量法扣2分 使用手指同身寸方法不正确扣1分 体位不舒适扣2分 未口述遮挡患者（拉上床幔或遮挡屏风）扣1分 未暴露或暴露施灸部位不充分扣1分 未采取保暖措施扣1分

项　目		要　求	应得分	扣分	扣分细则
操作流程	穴位定位	明确腧穴部位及施灸方法 同时口述取穴方法 用油膏或凡士林涂于施灸部位皮肤	5		定位错误每穴扣2分 口述与实际取穴不符扣1分 未涂抹油膏（或凡士林）扣2分 涂抹部位不正确扣1分
	施灸	用镊子夹住艾粒,置于选好的穴位上 用线香点燃艾粒 根据病情及医嘱选择施灸壮数（口述换柱及注意事项） 及时清除艾灰 艾粒燃到剩余2/5～1/5 ,及时用镊子将艾粒夹去,再进行下一壮操作 患者感到灼痛时及时处理	15		实际施灸部位与定位不符扣5分 点燃方法不当、耗时过长扣2分 未充分点燃扣2分 未及时更换艾粒扣2分 未口述施灸壮数扣2分 艾灰掉落在床上或患者患处扣3分 患者不适未处理扣3分 线香熄灭方法不当扣2分 艾火脱落烧伤皮肤或烧坏衣被终止操作
	观察宣教	观察局部皮肤及病情变化 皮肤有无烫伤或小水泡 询问患者有的感觉适 告知施灸后病人应注意的事项	10		未观察局部皮肤情况扣2分 未询问患者感受扣2分 未告知注意事项扣3分 告知内容不全（保暖、饮食清淡）每项扣1分
	灸毕	灸毕艾粒安全熄灭 将穴位处残留的灰烬和油膏轻轻擦拭干净 评估施灸部位情况并告知病人保暖	5		灸后艾粒熄灭不彻底扣2分 熄灭艾粒方法不正确扣1分 未清洁局部皮肤扣2分 清洁局部皮肤方法不正确（点擦）扣1分 未告知病人施灸部位情况扣2分 未给予保暖扣1分
操作后	整理	合理安排体位 整理床单元 整理用物 开窗通风	5	15	安排体位不合理扣1分 未整理床单位扣2分 整理床单元不到位扣1分 用物处理不符合要求扣2分 未开窗通风扣1分
	评价	评价患者的感觉 再次核对	5		未评价效果扣3分 未再次核对扣2分

项　目		要　　　求	应得分	扣分	扣分细则
		目标达到的程度			核对不全（床号、姓名、证型、方法、穴位）扣1分
	洗手记录	七步洗手法 按要求记录 签名	5		未洗手扣2分 洗手不符合要求（只口述不做）扣1分 未记录扣2分 只口述不记录扣1分 记录内容不全扣1分（日期、床号、姓名、病证、方法、穴位、签名）
终末评价		动作熟练、流畅 施灸部位准确 治疗过程中皮肤无损伤 护患沟通有效 患者感觉满意	10	10	每项不符合要求各扣2分
合　计			100		

八、案例分析

病例描述：

患者，女，68岁，5年前出现手指关节疼痛、肿胀，屈伸不利。现指关节肿胀疼痛加重，触之发热，皮色发红，晨僵明显，屈伸不利，伴有口渴，咽痛，汗出，小便黄，大便干，3日一行，面色发红，舌质红，苔黄厚腻，脉滑数。

既往史：糖尿病病史5年余，高血压病史1年余。

个人史：出生并生长于原籍，无长期外地居住史，否认药物及毒品成瘾史。

过敏史、家族史：否认食物及药物过敏史。

婚育史：适龄婚配，配偶及子女均体健。

社会、心理状态：医保费用，家庭和睦，疾病部分认知。

体格检查：T36.7℃，P88次/分，R20次分，BP140/86mmHg。

心电图示：正常。

辨症：

望（5）：患者面色红，汗出，舌质红，舌苔厚，黄腻。

闻（5）：患者倦怠懒言。

问（5）：患者关节肿胀、疼痛，发热、屈伸不利。

切（5）：脉滑数。

主症（10）：关节肿胀，疼痛。

兼症（10）：伴有关节屈伸不利，晨僵，发热，口渴，咽痛，汗出，小便黄，大便干。

诊断（10）：尪痹。

证属（10）：湿热闭阻证。

病因（5）：湿邪热邪客于关节，气血闭阻。

病位（5）：关节。

辨症分析（10）：湿邪重着凝滞，客于关节，致使气血闭阻不畅，筋脉失于濡养而致疼痛。火热之邪，其性炎上，燔灼焚焰，灼伤阴液，伤津耗气，故致关节挛缩，屈伸不利。

技术操作方案（10）：

中医技术	穴位或部位
1.麦粒灸	曲池、阿是穴
2.中药泡洗	手部
3.穴位贴敷	阿是穴
4.穴位按摩	曲池、阿是穴

健康指导（10）：

（一）生活起居

1.居室环境宜温暖向阳、通风、干燥，避免寒冷刺激。

2.避免小关节长时间负重，避免不良姿势，减少弯腰、爬高、蹲起等动作。

3.每日适当晒太阳，用温水洗漱，坚持热水泡手部。

4.卧床时保持关节功能位，行关节屈伸运动。

（二）饮食指导

宜食祛风除湿、通络止痛的食品，如鳝鱼、薏苡仁、木瓜等，食疗方：薏仁粥、葱豉汤。

（三）情志调理

1.多与患者沟通，了解其心理状态，及时给予心理疏导，鼓励多与他人交流。

2.鼓励家属多陪伴患者，给予情感支持。

（四）康复指导

1.保持关节的功能位，在医护人员指导下做康复运动，活动量应循序渐进，避免突然剧烈活动。

2.病情稳定后，借助各种简单工具与器械进行关节功能锻炼，如捏核桃、握力器、手指关节操等，锻炼手指关节功能。

督灸

一、概念

督灸技术是运用经络、腧穴、药物、艾灸的综合作用融为一体,具有温肾壮阳、行气破瘀、拔毒散结、祛寒利湿、通督止痛的功效。督灸作用于督脉上,通过督灸的综合作用激发、协调诸经,从而达到运行气血、平衡阴阳、抗御病邪、调整虚实的功效,达到防病保健的目的。

二、基本知识

1.作用

(1)督灸作用于督脉上,通过督灸的综合作用激发、协调诸经,从而达到运行气血、平衡阴阳、抗御病邪、调整虚实的功效,达到防病保健的作用。

(2)督灸还用于抗衰老,增强机体免疫力,提高抵抗力。

2.施灸方法

(1)延脊柱大椎穴至长强穴铺督灸粉呈线状,铺桑皮纸或绷带(根据患者的身高),姜末塑形为长柱(长:根据患者的身高而定,宽:5cm,高:2.5cm),放艾柱首尾相接,艾柱每隔2柱点燃。

(2)保暖,将暴露在外的双侧腹部用浴巾盖好,其他部位注意保暖,打开排风扇及时排烟雾。嘱患者均匀呼吸,放松身体,上下肢体可适当活动,颈部尽量保持不动。

(3)调节好神灯,距离艾灸部位30cm,根据患者的感觉及时调整高度。

(4)艾灸期间巡视及时更换艾柱,第一壮艾柱燃烧完毕约20分钟,待燃尽时续接下一壮,共灸三壮。

(5)询问患者感觉和温度,有无不适,观察局部皮肤,是否需要调整神灯的距离。询问患者是否能持续俯卧位,是否需要调整其他身体部位。

(6)三壮艾柱完全燃尽,治疗结束,手拿弯盘和压舌板将艾灰分离,或带着艾灰直接撤柱,从下至上或从上至下卷起撤离艾灸柱,用清洁纱布轻擦拭背部散落的姜末和艾灰,观察局部皮肤。协助患者着衣,取舒适卧位。

三、适用范围

督灸适用于督脉诸症和慢性、虚寒性疾病:颈椎病、肩周炎、强直性脊柱炎、风湿、类风湿性关节炎、腰椎间盘突出症、骨性关节炎、老年性骨质疏松症、股骨头坏死。

慢性疾病:慢性支气管炎、支气管哮喘、慢性肝炎、慢性胃炎、慢性肠炎、慢性腹泻、慢性腰肌劳伤、增生性脊柱炎、盆腔炎、糖尿病等。

虚寒体质或亚健康状态:失眠、健忘、头痛、易疲劳、神经衰弱,黄褐斑、雀斑、痤疮、痔疮等。

有糖尿病、心脑血管、肝肾和造血系统等严重原发疾病、精神病患者。

四、护理评估及观察要点

1.病室环境及温度。

2.当前主要症状、既往史及是否妊娠。

3.有无出血病史或出血倾向、哮喘病史或艾绒过敏史。

4.施灸部位的皮肤情况、有无感觉迟钝或障碍。

5.对热、气味的敏感和耐受程度。

6.患者心理状况。

五、告知及注意事项

1.取俯卧位，充分暴露施灸部位，注意保暖及保护隐私。

2.治疗过程中避免大笑和咳嗽，均匀呼吸。注意室内温度的调节，关门窗和空调，打开排风扇，保持室内空气流通。

3.施灸共3壮，每壮时间20分钟，每次治疗1小时以上，及时更换艾柱。施灸过程中询问患者有无灼痛感，调整神灯的距离，防止艾灰脱落烧伤皮肤或衣物，及时将艾灰清理入弯盘。

4.施灸过程中出现头昏、眼花、恶心、颜面苍白、心慌出汗等不适现象，及时告知护士。

5.注意观察皮肤情况，对糖尿病、肢体感觉障碍的患者，需谨慎控制施灸强度，防止烧伤。

6.施灸后如出现轻微咽喉干燥、大便秘结、失眠等现象，无需特殊处理。个别患者艾灸后局部皮肤可能出现小水泡，无需处理，可自行吸收。如水泡较大，遵医嘱处理。

7.灸后注意保暖，饮食宜清淡，24小时后洗澡。

六、操作流程图

【督灸操作流程图】

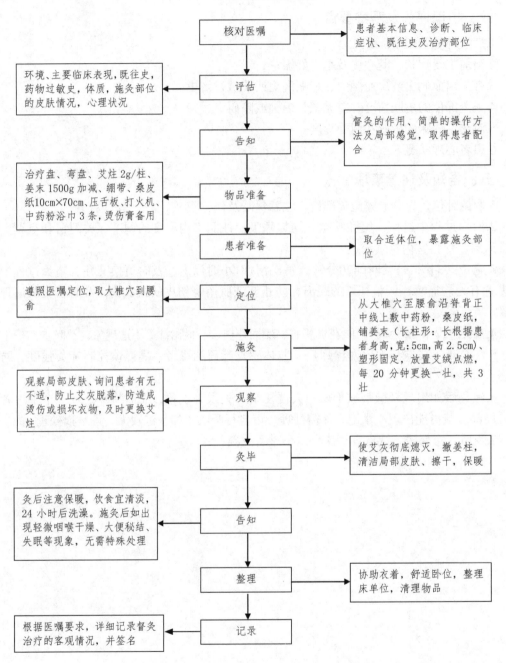

| 核对医嘱 | 患者基本信息、诊断、临床症状、既往史及治疗部位 |

| 环境、主要临床表现,既往史,药物过敏史,体质,施灸部位的皮肤情况,心理状况 | 评估 |

| 告知 | 督灸的作用、简单的操作方法及局部感觉,取得患者配合 |

| 治疗盘、弯盘、艾炷2g/柱、姜末1500g加减、绷带、桑皮纸10cm×70cm、压舌板、打火机、中药粉浴巾3条,烫伤膏备用 | 物品准备 |

| 患者准备 | 取合适体位,暴露施灸部位 |

| 遵照医嘱定位,取大椎穴到腰俞 | 定位 |

| 施灸 | 从大椎穴至腰俞沿脊背正中线上敷中药粉,桑皮纸,铺姜末(长柱形:长根据患者身高,宽:5cm,高2.5cm)、塑形固定,放置艾绒点燃,每20分钟更换一壮,共3壮 |

| 观察局部皮肤、询问患者有无不适,防止艾灰脱落,防造成烫伤或损坏衣物,及时更换艾炷 | 观察 |

| 灸毕 | 使艾灰彻底熄灭,撤姜柱,清洁局部皮肤、擦干,保暖 |

| 灸后注意保暖,饮食宜清淡,24小时后洗澡。施灸后如出现轻微咽喉干燥、大便秘结、失眠等现象,无需特殊处理 | 告知 |

| 整理 | 协助衣着,舒适卧位,整理床单位,清理物品 |

| 根据医嘱要求,详细记录督灸治疗的客观情况,并签名 | 记录 |

七、操作考核评分标准

项 目		要 求	应得分	扣分	扣分细则
素质要求		仪表大方,举止端庄,态度和蔼	5	5	头发、指甲、妆容不符合要求扣1分 态度不符合要求扣1分 举止不符合要求扣1分
		服装、鞋帽整齐,符合要求			衣兜内物品不分类放置扣1分 服装及鞋帽不符合要求各扣1分
操作前准备	护士	核对医嘱 遵照医嘱要求核对执行单	6		未核对床号、姓名、证候、治疗方法、穴位名称各扣2分
	评估	核对:床号、姓名、诊断 介绍、解释 患者理解与配合 评估环境,关闭门窗 取俯卧位、暴露施灸部位 保暖	10	25	未核对床尾卡扣2分 未核对腕带扣2分 未解释操作方法和目的各扣2分 未告知可能发生的情况(如艾的烟雾过敏、灼伤皮肤、体位不耐受等)扣2分 未评估禁忌症(有无高血压、冠心病、哮喘、发热、过饥过饱、酒后、孕期等)扣2分 未征得患者同意扣2分 措词不当扣1分 沟通生硬、面无表情扣1分 未评估施灸部位皮肤情况扣2分 未评估环境扣2分
	物品	治疗盘、艾柱2克/柱、约30柱、姜末1500g加减、绷带、桑皮纸10cm×70cm、压舌板、打火机、督灸中药粉、浴巾、污物桶、手消液、移动吸烟机(有条件者备用)	6		缺一种扣2分 一种不符合要求扣1分
	护士	洗手 戴口罩	3		未洗手扣2分 洗手不符合要求扣1分 不戴口罩扣2分 戴口罩不符合要求及存储不符合要求各扣1分
操作流程	核对 体位	再次核对患者既往史,药物过敏史,体质 施灸部位的皮肤情况,心理状况 体位舒适合理 遮挡 暴露施灸部位 保暖	5	40	未核对扣3分 核对不全(床号、姓名、证候、方法、穴位)每项扣1分 体位不舒适扣2分 未遮挡患者(拉床幔)扣2分 未暴露扣2分 施灸部位暴露不充分扣1分 未采取保暖措施扣2分

项　目		要　　　求	应得分	扣分	扣分细则
	定位	遵照医嘱定位，明确腧穴部位及施灸方法，取大椎穴到腰俞	10		取穴错误每穴扣2分 口述与实际不符扣2分 非施灸部位未保暖扣2分
	施灸	从大椎穴至腰俞沿脊背正中线上敷中药粉线形，铺桑皮纸、姜末长柱形（宽5cm，高2.5cm，长根据患者身高而定）、塑形固定，放置艾绒首尾相连，每间隔2柱点燃	10		点燃方法不当、耗时过长扣1分 未充分点燃扣2分 铺灸塑形手法不熟练扣2分 铺灸长度、宽度不符合标准每项扣2分
	观察	观察局部皮肤、询问患者有无不适，观察艾柱燃烧情况，及时更换艾柱每20分钟；宣教注意事项	10		未观察局部皮肤及病情扣3分 未询问患者有无不适扣3分 未询问患者的感觉扣1分 未及时换柱扣1分 未宣教告知注意事项扣2分 宣教告知不全面（保暖、避风寒、禁抓挠、当日禁洗浴）扣1分 艾柱燃烧不充分扣1分 艾灰掉落在床上或患者局部扣5分 燃烧的艾柱脱落灼伤皮肤、烧坏衣被均为不合格，终止操作
	灸毕	将艾灰彻底熄灭，撤艾灸姜末柱，清洁局部皮肤、擦干，保暖	5		灸后熄灭艾柱茶不彻底扣1分 撤艾灸姜末柱方法不正确扣2分 未清洁局部皮肤扣2分 未保暖扣2分 保暖方法不正确扣1分
操作后	整理	合理安排体位 整理床单元	5	22	安排体位不合理扣1分 未整理床单元扣2分 整理床单元不到位扣1分
		清理用物 艾柱处理符合要求	4		用物处理不符合要求扣2分 未处理扣3分
	评估患者	询问患者的自我感觉 目标达到的程度 交待注意事项、宣教 再次核对	8		未评价扣3分 评价不符合要求扣1分 未交待注意事项、宣教扣3分 交待注意事项、宣教不全扣1分 未再次核对扣2分
	洗手记录	六步洗手法 根据医嘱要求，按要求记录 签名	5		未洗手扣2分 洗手不符合要求扣1分 未记录扣3分 记录内容不全每项扣1分（日期、床号、姓名、病证、方法、穴位、签名） 只口述不记录扣2分 未签字扣2分

项　目	要　　求	应得分	扣分	扣分细则
终末评价	施灸部位准确 操作熟练，轻巧 运用灸法正确 皮肤情况良好	8	8	每项不符合要求各扣2分
合　计		100		

八、案例分析

病例描述：

患者，女，61岁，8年前因劳累出现双膝部疼痛肿胀，久行后加重，右膝尤甚，于2013年行膝关节镜下右膝关节清理术，症状缓解。半年前患者双膝部疼痛加重，不能下蹲，期间行针灸、推拿等保守治疗，效果欠佳，为求进一步治疗以膝关节骨性关节炎收入院。现患者双膝关节肿胀疼痛，下蹲不能，腰部疼痛，双髋部疼痛不适，纳眠可，二便调。既往史：高血压病史1年余，糖尿病史8年，腰椎间盘突出症病史8年。

个人史：出生并生长于原籍，无长期外地居住史，否认药物及麻醉毒品成瘾史。

过敏史、家族史：否认食物及药物过敏史，否认传染病史，否认家族性遗传病史。

婚育史：适龄婚育，育有1子，配偶及子女均体健。

月经史：已绝经。

社会、心理状态：医保费用，家庭和睦，疾病部分认知。

体格检查：T36.3℃，P88次/分，R19次分，BP112/62mmHg。

心电图示：窦性心律，心律齐整。

辨症：

望（5）：患者表情自然，面色红润，形体正常，动静姿态，舌质淡红，苔薄。

闻（5）：患者语气清，气息平。

问（5）：患者双下肢疼痛。

切（5）：脉弦。

主症（10）：双膝肿胀疼痛，双髋疼痛不适。

兼症（10）：腰部疼痛，下蹲不能。

诊断（10）：膝痹。

证属（10）：气滞血瘀证。

病因（5）：气滞血瘀阻络。

病位（5）：筋骨、关节。

辨症分析（10）：患者久劳，致脉络受损，血溢脉外，气血瘀滞不通，痹阻筋骨、肌肉、关节，导致气血运行不畅，不通则痛，发为本病。

技术操作方案（10）：

中医技术	穴位或部位
1.督灸	督脉

健康指导（10）：

（一）生活起居

1.保持病室环境安静，环境柔和，空气新鲜，温湿度适宜，避免噪音刺激而加重病情。

2.避免劳累、饱餐、情绪激动、寒冷、便秘、感染等诱发因素，戒烟限酒。

3.起居有常，发作时休息，缓解期适当锻炼，如快步走、打太极拳等，以不感疲劳为度。

（二）饮食指导

气滞血瘀者，宜食益气活血通络之品，如大枣、黑木耳、山楂、桃仁、薤白、干姜、大蒜等；少食苦瓜等生冷、寒凉之品。食疗方：薤白粥等。

（三）情志调理

1.保持情绪稳定，避免不良刺激。

2.鼓励患者表达内心感受，针对性给予心理支持。

3.指导患者掌握自我排解不良情绪的方法，如音乐疗法、谈心释放法、转移法。

脐灸

一、概念

脐灸是在神阙上的隔药灸,利用肚脐皮肤薄、敏感度高、吸收快的特点,借助艾火的纯阳热力,透入肌肤,刺激组织,以调和气血阴阳脏腑功能,疏通经络,从而达到防病健体的目的和治疗虚寒性疾病的一种操作方法,属于艾灸技术范畴。

二、基本知识

1.作用

（1）健康方面:快速改善内脏及组织的生理及病理活动,提高免疫力,强身健体特别对体质较弱、失眠多梦、寒性胃痛、腹泻者有极好的改善作用。

（2）养生方面:微热的气流从脐部扩散到整个腹部,促进胃肠蠕动,加速体内毒素的排出,改善睡眠,使人精神身体都有无比的轻松、舒适、精力充沛。

（3）美容方面:促进面部血液循环,能改善面色苍白、喑哑的现象,预防和淡化因循环不畅引起的色斑、暗黄等皮肤问题。

（4）治疗方面:特殊的给药方式,使患者气血充盈,颜容光彩,诸疾不生,体健身轻,延年益寿。

2.施灸方法

（1）温水清洁脐部（可提前让患者清洗好）,取脐灸药粉填埋满神阙穴（药量根据患者肚脐的大小加减）,放面碗至填满的神阙穴上,面饼内放艾柱,点燃。

（2）调节神灯距离艾柱30cm处,定时,暴露的两侧腹部用浴巾盖好保暖,其他部位注意保暖。

（3）每15分钟换1炷,待1炷燃尽时续接下一个艾柱,共灸6柱。

（4）交代注意事项:治疗过程中避免大笑和咳嗽,均匀呼吸,手自然放于身体两侧,可适当活动,打开排风扇。

（5）施灸过程中询问患者有无不适,询问患者感觉和温度,观察局部皮肤,有无需要调整神灯的距离。

（6）待6炷艾炷完全燃尽,治疗结束,将面碗撤离,将留在脐部的药粉用敷贴封存于穴位里24小时后,温水清理干净脐部。

三、适用范围

1.胃肠系统疾病：胃痛、反胃、痞满、呕吐、泄泻等。

2. 用于小便不利、腹水、水肿、肥胖等。

3. 用于妇女月经不调、痛经、带下、崩漏、不孕及黄褐斑、面色萎暗等证。

4.用于肠麻痹、痹症，手足麻木及诸多酸痛证。

5.用于治疗自汗、盗汗、带下、久泄、梦遗、滑精、惊悸、失眠等。

6.用于虚劳诸疾，神经衰弱和预防保健，回春延年。

四、护理评估及观察要点

1.病室环境及温度。

2.当前主要症状、既往史及是否妊娠。

3.有无出血病史或出血倾向、哮喘病史或艾绒过敏史。

4.施灸部位的皮肤情况、有无感觉迟钝或障碍。

5.对热、气味的敏感和耐受程度。

6.患者心理状况。

五、告知及注意事项

1.注意室内温度的调节，关门窗和空调，打开排风扇，保持室内空气流通。

2.取俯卧位，充分暴露施灸部位，注意保暖及保护隐私。治疗过程中避免大笑和咳嗽，均匀呼吸。

3.施灸共6炷，每柱时间15分钟，每次治疗1小时以上，及时更换艾柱。施灸过程中询问患者有无灼痛感，调整神灯的距离，防止艾灰脱落烧伤皮肤或衣物，及时将艾灰清理入弯盘。

4.施灸过程中出现头昏、眼花、恶心、颜面苍白、心慌出汗等不适现象，及时告知护士。

5.注意观察皮肤情况，对糖尿病、肢体感觉障碍的患者，需谨慎控制施灸强度，防止烧伤。

6.施灸完毕，以敷贴将药粉封于脐部内，24小时后揭开，温水清洗脐孔，注意保暖。

7.施灸后如出现轻微咽喉干燥、大便秘结、失眠等现象，无需特殊处理。个别患者艾灸后局部皮肤可能出现小水泡，无需处理，可自行吸收。如水泡较大，遵医嘱处理。用无菌注射器抽出泡液，并以无菌纱布覆盖。

8.灸后注意保暖，饮食宜清淡，24小时后洗澡。

六、操作流程图

【脐灸技术操作流程图】

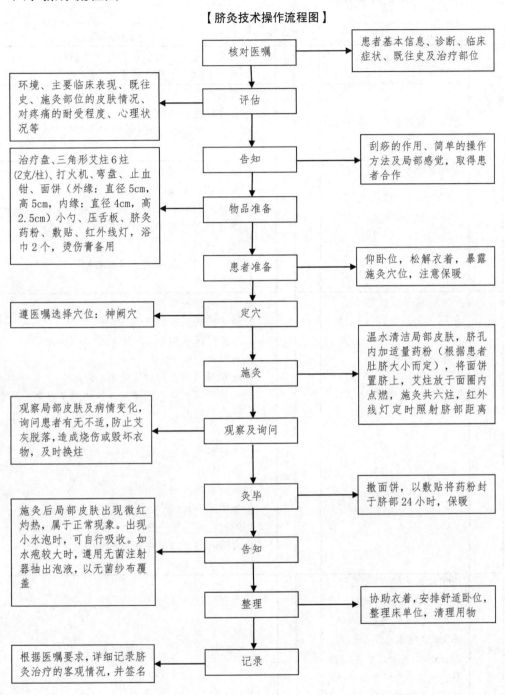

核对医嘱 → 患者基本信息、诊断、临床症状、既往史及治疗部位

评估 ← 环境、主要临床表现、既往史、施灸部位的皮肤情况、对疼痛的耐受程度、心理状况等

告知 → 刮痧的作用、简单的操作方法及局部感觉,取得患者合作

物品准备 ← 治疗盘、三角形艾炷6炷(2克/柱)、打火机、弯盘、止血钳、面饼（外缘：直径5cm,高5cm,内缘：直径4cm,高2.5cm)小勺、压舌板、脐灸药粉、敷贴、红外线灯,浴巾2个,烫伤膏备用

患者准备 → 仰卧位,松解衣着,暴露施灸穴位,注意保暖

定穴 ← 遵医嘱选择穴位：神阙穴

施灸 → 温水清洁局部皮肤,脐孔内加适量药粉（根据患者肚脐大小而定),将面饼置脐上,艾炷放于面圈内点燃,施灸共六炷,红外线灯定时照射脐部距离

观察及询问 ← 观察局部皮肤及病情变化,询问患者有无不适,防止艾灰脱落,造成烧伤或毁坏衣物,及时换炷

灸毕 → 撤面饼,以敷贴将药粉封于脐部24小时,保暖

告知 ← 施灸后局部皮肤出现微红灼热,属于正常现象。出现小水泡时,可自行吸收。如水疱较大时,遵用无菌注射器抽出泡液,以无菌纱布覆盖

整理 → 协助衣着,安排舒适卧位,整理床单位,清理用物

记录 ← 根据医嘱要求,详细记录脐灸治疗的客观情况,并签名

七、操作考核评分标准

项 目		要　　求	应得分	扣分	扣分细则
素质要求		仪表大方，举止端庄，态度和蔼	5	5	头发、指甲、妆容不符合要求扣1分 衣兜内物品不分类放置扣1分
		服装、鞋帽整齐，符合要求			服装及鞋帽不符合要求各扣1分 态度不符合要求扣1分 举止不符合要求扣1分
操作前准备	护士	遵照医嘱要求核对执行单	6		未（核对）报告床号扣1分 未（核对）报告姓名扣1分 未（核对）报告病名扣1分 未（核对）报告证候扣1分 未（核对）报告治疗方法扣1分 未（核对）报告穴位名称扣1分
	评估	核对：床号、姓名、证候 介绍 解释 患者理解与配合 评估环境	10	25	未核对床尾卡扣2分 诱导式提问扣1分 直接喊床号扣2分 未核对腕带扣2分 未解释操作方法和目的各扣2分 未告知可能发生的情况（烟雾耐受程度、易发生灼伤皮肤等） 扣2分 未评估禁忌症（如：发热、过饥过饱、酒后等）扣2分 未征得患者同意扣2分 措词不当扣1分 沟通生硬、面无表情扣1分 未评估施灸部位皮肤情况扣2分 未评估环境扣1分
	物品	治疗盘，艾柱锥形2克/柱，6柱，火柴（打火机），弯盘，面饼（外缘直径5cm，高5cm；内缘直径4cm，高2.5cm），药粉、小勺、敷贴，洞巾或带防火布的毛巾神灯、污物桶、手消液、移动吸烟机（有条件者备用）	6		缺一种扣2分 一种不符合要求扣1分
	护士	洗手 戴口罩	3		未洗手扣2分 洗手不符合要求扣1分 不戴口罩扣2分

项 目		要 求	应得分	扣分	扣分细则
					戴口罩不符合要求及存储不符合要求各扣1分
操作流程	核对体位	再次核对 体位舒适合理 遮挡 暴露施灸部位 保暖	5		未核对扣2分。 核对不全（床号、姓名、证候、方法、穴位）每项扣1分。 体位不舒适扣2分 未遮挡患者（拉床幔）扣2分 未暴露扣2分 施灸部位暴露不充分扣1分 未采取保暖措施扣2分
	定位	明确腧穴部位及施灸方法，同时口述取穴方法	10		取穴错误每穴扣2分 口述与实际不符扣2分 非施灸部位未保暖扣2分
	施灸	依次操作：施灸部位铺洞巾或防火布毛巾，填药粉于神阙穴内，放面碗，放艾柱，点燃艾柱，灸法正确	10	48	点燃方法不当、耗时过长扣1分 未充分点燃扣2分 操作顺序不合理每项扣2分 操作步骤缺少每项扣2分 操作手法不熟练扣2分
		艾柱与皮肤距离符合要求神灯的距离符合要求，施灸6柱，每柱10~15分钟	5		艾柱与皮肤距离不符合要求扣2分 未及时调整烤灯的距离扣2分 未口述时间扣2分
		及时更换艾柱，处理艾灰，宣教注意事项	5		未及时除掉艾灰扣2分 更换艾柱不及时扣2分 未宣教注意事项扣2分 宣教不全面每项扣1分 艾灰掉落在床上或患者局部处扣3分 燃烧的艾柱脱落烧伤皮肤，烧坏衣被均为不合格，终止操作
		艾柱灸至局部皮肤红晕有热感，施灸时间合理	5		未口述局部有红晕扣2分 施灸时间不正确扣2分
	观察	观察局部皮肤及病情，询问患者有无不适，感觉温度，调整神灯的距离，宣教相关知识	5		未观察局部皮肤及病情扣3分 未询问患者有无不适扣3分 未询问患者的感觉扣1分 未宣教注意事项扣2分 宣教不全面（保暖、避风寒、禁抓挠、当日禁洗浴）每项扣1分
	灸毕	灸后用敷贴将药粉封于脐部 清洁局部皮肤 保暖	3		灸后熄灭艾柱不彻底扣2分 未使用敷贴将药粉封于脐部扣2分 贴敷方法不正确扣1分 未清洁局部皮肤扣2分 未保暖扣1分

项 目		要　　求	应得分	扣分	扣分细则
操作后	整理	合理安排体位 整理床单位	3		安排体位不合理扣1分 未整理床单位扣2分 整理床单元不到位扣1分
		清理用物 艾灰和面团处理符合要求	3		用物处理不符合要求扣2分 未处理扣3分
	评估患者	询问患者的自我感觉。 目标达到的程度。 交待注意事项宣教等 再次核对	3	14	未评价扣3分 未告知病人脐灸部位情况扣2分 未交待注意事项、宣教扣3分 交待注意事项、宣教不全扣1分 未再次核对扣2分
	洗手记录	七步洗手法 按要求记录 签名	5		未洗手扣2分 洗手不符合要求扣1分 未记录扣2分 只口述不记录扣1分 记录内容不全扣1分（日期、床号、姓名、病证、方法、穴位、评价、签名） 未签字扣2分
终末评价		施灸部位准确 运用灸法操作熟练 患者感觉良好 皮肤情况良好	8	8	每项不符合要求各扣2分
合　计			100		

八、案例分析

病例描述：

患者，女，60岁，2月前无明显诱因出现腰部疼痛伴双下肢无力，大小便障碍，呈渐进性加重，前往医院就诊，诊断为脊髓脱髓鞘病变，给予丙种球蛋白及激素冲击治疗，营养神经、减轻水肿等对症支持治疗后，双下肢无力好转。为求进一步中西医结合康复治疗，转入康复科。现患者双下肢乏力，麻木不适，肌张力增高，纳眠可，小便费力，尿潴留，大便失禁。

既往史：类风湿性关节炎病史5年余。

个人史：出生并生长于原籍，无长期外地居住史，否认药物及麻醉毒品成瘾史。

过敏史、家族史：否认食物及药物过敏史，否认传染病史，否认家族性遗传病史。

婚育史：适龄婚配，育1子4女，配偶及子女均体健。

月经史：平素月经规律，已绝经。

社会、心理状态：医保费用，家庭和睦，疾病部分认知。

体格检查：T36.7℃，P78次/分，R17次分，BP126/78mmHg。

心电图示：窦性心律，心律齐整。

辨症：

望（5）：患者表情自然，面色红润，形体正常，动静姿态，舌质暗红，苔白厚腻，舌下脉络曲张。

闻（5）：患者语气清，气息平。

问（5）：患者双下肢乏力。

切（5）：脉沉涩。

主症（10）：双下肢乏力，麻木不适。

兼症（10）：小便费力，尿潴留，大便失禁。

诊断（10）：痿证。

证属（10）：淤血痹阻证。

病因（5）：气阴两虚，淤血阻络，脑髓失养。

病位（5）：髓、络。

辨症分析（10）：气阴两虚，气血运行不足，内生淤血，淤血阻于脑窍，脑失所养，发为本病。

技术操作方案（10）：

中医技术	穴位或部位
1.穴位贴敷	神阙 中极 关元
2.脐灸	神阙

健康指导（10）：

（一）生活起居

1.保持病室环境安静，环境柔和，空气新鲜，温湿度适宜，避免噪音刺激而加重病情。

2.调摄情志、建立信心，起居有常、不妄作劳，戒烟酒、慎避外邪。

3.注意安全，防呛咳窒息、防跌倒坠床、防压疮、防烫伤、防走失等意外。

（二）饮食指导

气虚血瘀证，进食益气活血的食物，如山药。食疗方：大枣滋补粥(大枣、枸杞子、瘦猪肉)。

（三）情志调理

1.保持情绪稳定，避免不良刺激。

2.鼓励患者表达内心感受，针对性给予心理支持。

3.指导患者掌握自我排解不良情绪的方法，如音乐疗法、谈心释放法、转移法。

悬灸

一、概念

悬灸是采用点燃的艾条悬于选定的穴位或病痛部位之上，通过艾的温热和药力作用刺激穴位或病痛部位，达到温经散寒、扶阳固脱、消瘀散结、防治疾病的一种操作方法，属于艾灸技术范畴。

二、基本知识

1.作用

（1）温经散寒：悬灸可用于气血因寒而运行不畅,留凝涩引起的痹证、腹泻等疾病,效果甚为显著。

（2）行气通络：经络分布与人体各部,内联五脏、外布体表肌肉、骨骼等组织。悬灸一定的穴位,可以起到调和气血,疏通经络可以治疗缓解各种痛症。

（3）扶阳固脱：悬灸能扶阳固脱、固阳救逆可用于急性腹痛吐泻、虚脱、中风等症。

（4）祛寒、祛湿、解痉、止痛：悬灸可以直接将留存于脏腑中的寒气排出体外，达到祛寒、祛湿、解痉、止痛的作用。

（5）预防疾病和保健：高血压、糖尿病、恶性肿瘤等慢性非传染性疾病早期,可以通过悬灸得到缓解,晚期则可以明显改善病人的痛苦。

2.施灸方法

（1）温和灸：将点燃的艾条对准施灸部位，距离皮肤2~3cm，使患者局部有温热感为宜，每处灸10~15分钟，至皮肤出现红晕为度。

（2）雀啄灸：将点燃的艾条对准施灸部位2~3cm，一上一下进行施灸，如此反复，一般每穴灸10~15分钟，至皮肤出现红晕为度。

（3）回旋灸：将点燃的艾条悬于施灸部位上方约2cm处，反复旋转移动范围约3cm，每处灸10~15分钟，至皮肤出现红晕为度。

三、适用范围

适用于各种慢性虚寒型疾病及寒湿所致的疼痛，如胃脘痛、腰背酸痛、四肢凉痛、月经寒痛等；中气不足所致的急性腹痛、吐泻、四肢不温等症状。

四、护理评估及观察要点

1.病室环境及温度。

2.当前主要症状、既往史及是否妊娠。

3.有无出血病史或出血倾向、哮喘病史或艾绒过敏史。

4.施灸部位的皮肤情况、有无感觉迟钝或障碍。

5.对热、气味的敏感和耐受程度。

6.患者心理状况。

五、告知及注意事项

1.注意室内温度的调节，关门窗和空调，打开排风扇，保持室内空气流通。

2.取合适体位，充分暴露施灸部位，注意保暖及保护隐私。

3.大血管处、孕妇腹部和腰骶部、皮肤感染、溃疡、瘢痕处，有出血倾向者不宜施灸。空腹或餐后一小时左右不宜施灸。

4.施灸顺序，临床上一般是先灸上部，后灸下部；先腰背部，后胸腹部，先头身，后四肢。

5.施灸过程中询问患者有无灼痛感，及时将艾灰清理入弯盘，防止艾灰脱落烧伤皮肤或衣物。

6.施灸过程中出现头昏、眼花、恶心、颜面苍白、心慌出汗等不适现象，及时告知护士。

7.注意观察皮肤情况，对糖尿病、肢体感觉障碍的患者，需谨慎控制施灸强度，防止烧伤。

8.施灸后如出现轻微咽喉干燥、大便秘结、失眠等现象，无需特殊处理。个别患者艾灸后局部皮肤可能出现小水泡，无需处理，可自行吸收。如水泡较大，遵医嘱处理。用无菌注射器抽出泡液，并以无菌纱布覆盖。

9.灸后注意保暖，饮食宜清淡。

六、操作流程图

【悬灸技术操作流程图】

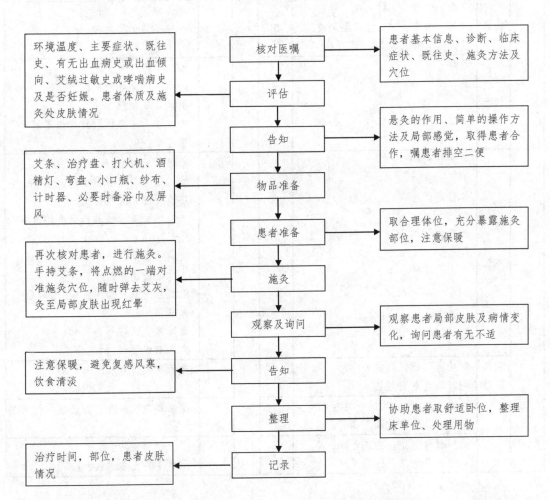

七、操作考核评分标准

项　目		要　求	应得分	扣分	扣分细则
素质要求		仪表大方，举止端庄，态度和蔼	5	5	每项不符合要求各扣1分
		服装、鞋帽整齐，符合要求			服装及鞋帽不符合要求各扣1分
操作前准备	护士	核对医嘱 遵照医嘱要求核对执行单	6		未核对床号、姓名、病名、证候、治疗方法、穴位名称各扣1分
	评估	核对：床号、姓名、诊断 介绍 解释 患者理解与配合 评估环境	10	26	未核对床尾卡扣1分 未核对腕带扣1分 未解释操作方法和目的各扣1分 未告知可能发生的情况（如艾的烟雾过敏等）扣1分 未评估禁忌症（如：过饥过饱、发热、高血压等）扣1分 未评估施灸部位皮肤情况扣1分 未评估环境扣1分 沟通生硬、面无表情扣1分
	物品	艾条、治疗盘、打火机、弯盘、广口瓶、纱布、污物桶、手消液，必要时备浴巾、屏风、计时器	7		缺一种物品扣1分 一种不符合要求扣1分
	护士	洗手 戴口罩	3		未洗手扣2分 洗手不符合要求扣1分 不戴口罩扣2分 戴口罩不符合要求及存储不符合要求各扣1分
操作流程	核对体位	再次核对 测量同身寸 体位舒适合理 遮挡 暴露施灸部位 保暖	5	47	未再次核对扣2分 核对不全（床号、姓名、证候、方法、穴位）每项扣1分 未应用同身寸或其他骨度测量法扣2分 使用手指同身寸方法不正确扣1分 体位不舒适扣2分 未遮挡患者（拉上床幔）扣1分 未暴露扣2分 暴露施灸部位不充分扣1分 未采取保暖措施扣1分
	穴位定位	明确腧穴部位及施灸方法 同时口述取穴方法	9		定位错误每穴扣2分 口述与实际取穴不符扣2分
	施灸	点燃艾条，将点燃的一端对准施灸穴位，艾条与皮肤距离符合要求	10		艾条与皮肤距离不符合要求每穴位扣2分
		选择三种手法，方法正确 口述施灸方法及注意事项	9		少一种手法扣2分 距离不符合要求扣2分

项 目		要 求	应得分	扣分	扣分细则
					未口述者，扣2分
		随时弹去艾灰 灸至局部皮肤出现红晕	5		未弹艾灰扣2分 施灸时间不合理扣2分
	观察	观察局部皮肤及病情，询问患者有无不适，皮肤红润无烫伤 宣教相关知识（注意保暖，避免风寒，饮食清淡）	6		未观察局部皮肤及病情扣2分 未询问患者有无不适扣2分 未口述局部有红晕无灼伤扣1分 未宣教相关知识扣2分
	灸毕	灸后艾条放入小口瓶中彻底熄灭 清洁局部皮肤	3		艾条熄灭方法不正确扣2分 未清洁局部皮肤扣2分 清洁局部皮肤方法不正确扣1分
操作后	整理	合理安排体位 整理床单元	3		未安排合适体位扣1分 未整理床单元扣2分 整理床单元不到位扣1分
		整理用物	3		用物处理不符合要求扣2分 未处理用物扣3分
	评价	询问患者的自我感觉 目标达到的程度 交待注意事项、宣教 再次核对	3	14	未评价扣3分 评价不符合要求扣1分 未交待注意事项、宣教扣3分 交待注意事项、宣教不全扣1分 未再次核对扣2分
	洗手记录	七步洗手法 按要求记录 签名	5		未洗手扣2分 洗手不符合要求扣1分 未记录扣3分 记录内容不全扣1分（日期、床号、姓名、病证、方法、穴位、签名） 只口述不记录扣2分 未签字扣2分
终末评价		施灸部位准确 操作熟练，轻巧 运用灸法正确 皮肤情况良好	8	8	施灸部位不准确扣2分 护士操作不熟练扣2分 运用灸法不正确扣2分 患者皮肤有烫伤扣2分
合 计			100		

八、案例分析

病例描述：

患者，女，59岁，神志清，精神可，腰部疼痛2年，加重3个月，伴活动受限，双下肢酸胀，时感放射痛及麻木，遇寒症状加重，肢冷喜温，倦怠乏力，自行拉伸后好转，纳眠可，二便调。

既往史：既往体健。

个人史：出生并生长于原籍，无长期外地居住史，否认药物及毒品成瘾史。

过敏史、家族史：否认食物及药物过敏史。

婚育史：适龄婚配，配偶及子女均体健。

专科检查：腰椎生理曲度变直，腰部活动正常，双侧腰肌紧张，双下肢肌力正常。

辅助检查：给予腰椎核磁共振检查，结果示，腰椎退行性变。

社会、心理状态：医保费用，家庭和睦，疾病部分认知。

体格检查：T36.3℃，P80次/分，R18次分，BP119/71mmHg。

辨症：

望（5）：患者面色无华，舌质红，苔黄腻。

闻（5）：患者倦怠懒言。

问（5）：患者腰部疼痛，伴双下肢酸胀，遇寒加重。

切（5）：脉滑涩。

主症（10）：腰部疼痛，痛处固定，转侧不利，逐渐加重。

兼症（10）：伴双下肢酸胀、疼痛、麻木。

诊断（10）：腰痛病。

证属（10）：风寒阻络。

病因（5）：感受外邪，气血阻滞，风寒湿热。

病位（5）：腰部。

辨症分析（10）：感受风寒，寒湿邪气注于肌腠经络，滞留于关节筋骨，导致气血痹阻。

技术操作方案（10）：

中医技术	穴位或部位
1.悬灸	腰俞 肾俞 阳陵泉 承山 足三里
2.针刺	腰俞 肾俞 委中 环跳 足三里
3.拔罐	阿氏穴
4.耳针	肾 腰椎 坐骨 神门 皮质下
5.中药贴敷	腰部

健康指导（10）：

（一）生活起居

1.保持室内环境安静，环境柔和，空气新鲜，温湿度适宜。

2.避免久站久坐，注意劳逸结合。

3.起居有常，发作时休息，缓解期适当锻炼，如打太极拳等，以不感疲劳为度。

4.注意腰部保暖，卧硬板床，避免腰部负重。

（二）饮食指导

风寒阻络，宜行散寒通络之品，多食温补食物，如羊肉、生姜，忌食生冷及肥甘之品。食疗方，三色汤。

（三）情志调理

1.保持情绪稳定，避免不良刺激。

2.鼓励患者表达内心感受，针对性给予心理支持。

3.指导患者掌握自我排解不良情绪的方法，如音乐疗法、谈心释放法、转移法。

中药泡洗技术

一、概念

中药泡洗技术是借助泡洗时洗液的温热之力及药物本身的功效，浸洗全身或局部皮肤，达到活血、消肿、止痛、祛瘀生新等作用的一种操作方法。

二、基本知识

1. 操作目的

全身泡洗技术是用较多的中草药煎汤制成水剂，然后将其注入浴缸、浴桶或专门器械中，待药液降温后，用来泡以达到疏通腠理、协调脏腑、扶正祛邪作用。的治疗疾病的方法。局部泡洗技术是指用药液浸洗身体或身体的某一部位（多为患部），以达到活血、消肿、止痛、祛瘀生新治疗局部或全身疾患的目的。

2. 操作前准备

（1）思想准备：在治疗前,医者和患者双方都必须做好思想准备,然后才可以进行。

（2）选择用物：治疗盘、药液及泡洗装置、一次性药浴袋、水温计、毛巾、病服、污物桶、手消剂。

（3）常用泡洗方法：全身泡洗技术：将药液注入泡洗装置内，药液温度保持40℃左右，水位在患者膈肌以下，全身浸泡30分钟。局部泡洗技术：将40℃左右的药液注入盛药容器内，将浸洗部位浸泡于药液中，浸泡30分钟。

（4）消毒：泡洗桶均应已消毒完毕后才可使用，泡洗部位有伤口的病人注意泡洗药液选择无菌药液。

3. 操作重点步骤

（1）评估患者当前主要临床表现、既往史，局部皮肤情况，有无感觉迟钝/障碍，心理状态。

（2）操作前调节室内温度，注意病人保暖。嘱患者排空二便。

（3）观察泡洗部位情况和皮肤颜色，询问有无不适感。

（4）观察患者的反应，若感到不适，应立即停止，协助患者卧床休息。

三、适用范围

适用于外感发热、失眠、便秘、皮肤感染及中风恢复期的手足肿胀等症状。

四、护理评估及观察要点

1. 病室环境，温度适宜。

2. 主要症状、既往史、过敏史、是否妊娠或处于月经期。

3. 体质、对温度的耐受程度。

4. 泡洗部位皮肤情况。

五、告知及注意事项

1.餐前餐后30分钟内不宜进行全身泡浴。

2.全身泡洗时水位应在膈肌以下，以微微汗出为宜，如出现心慌等不适症状，及时告知护士。

3.中药泡洗时间30分钟为宜。

4.泡洗过程中，应饮用温开水300~500mL，小儿及老年人酌减，以补充体液及增加血容量以利于代谢废物的排出。有严重心肺及肝肾疾病患者饮水不宜超过150mL。

5.心肺功能障碍，出血性疾病患者禁用。糖尿病、心脑血管病患者及妇女月经期间慎用。

6.防烫伤，糖尿病、足部皲裂患者的泡洗温度适当降低。

7.泡洗过程中，应关闭门窗，避免患者感受风寒。

8.泡洗过程中护士应加强巡视，注意观察患者的面色、呼吸、汗出等情况，出现头晕、心慌等异常症状，停止泡洗，报告医师。

六、操作流程图

【中药泡洗技术操作流程及要点说明】

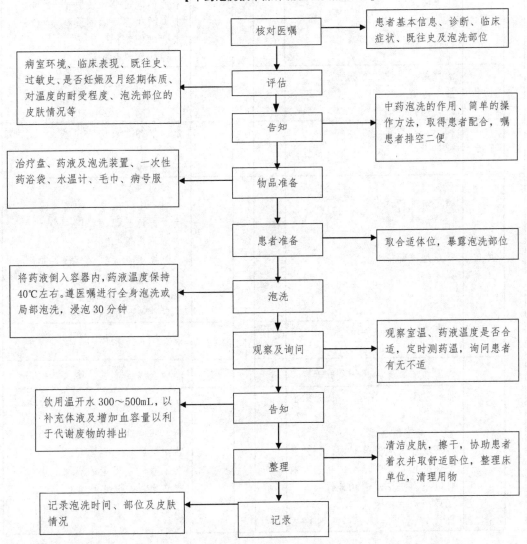

七、操作考核评分标准

项　目		要　求	应得分	扣分	扣分细则
素质要求		仪表大方，举止端庄，态度和蔼。服装、鞋帽整洁，修剪指甲。符合要求。	5	5	每项不符合要求各扣1分 服装及鞋帽不符合要求各扣1分 指甲过长扣1分
操作前准备	护士	核对医嘱 遵照医嘱要求核对执行单	6	25	未核对床号、姓名、诊断、证型、泡洗部位及方法各扣1分
	评估	核对：床号、姓名、诊断 介绍 解释 患者理解与配合 评估环境 评估患者 询问就餐时间（餐前餐后30分钟不宜进行全身泡洗） 嘱患者排空二便	10		未核对床尾卡扣1分 未核对腕带扣1分 未介绍自己扣1分 未解释操作方法和目的各扣1分 未告知可能发生的情况（如心慌）扣1分 未评估禁忌症（如是否处于妊娠期、月经期、就餐时间）扣1分 未评估泡洗部位皮肤情况扣1分 未询问对温度的耐受程度扣1分 未嘱排便扣1分 未评估环境扣1分
	物品	治疗盘、药液及泡洗装置、一次性药浴袋、水温计、毛巾、病服、污物桶、手消毒剂	6		缺一项扣1分
	护士	洗手 戴口罩	3		未洗手扣2分；洗手不符合要求扣1分 不戴口罩扣1分
操作流程	核对体位	再次核对 确定泡洗部位 体位舒适合理 遮挡 暴露泡洗部位 保暖	14	47	未核对扣2分 核对不全（床号、姓名、证型、方法、部位）每项扣1分 体位不舒适扣2分 未遮挡患者（拉上床幔）扣1分 未暴露泡洗部位扣2分 暴露泡洗部位不充分扣1分 未采取保暖措施扣1分
		准备300~500mL温开水	1		水量不合适扣1分
		检查药液温度，在40℃左右	5		未检查温度或温度不适宜扣5分
	泡洗	将一次性药浴袋套入泡洗装置内 ①全身泡洗技术： 将药液注入泡洗装置内，药液温度保持40℃左右，水位在患者膈肌以下，全身浸泡30分钟 ②局部泡洗技术： 将40℃左右的药液注入盛药容	15		倒入药液液面过高或过低扣5分 动作粗暴扣3分 未采取适宜患者的泡洗方法扣5分 烫伤患者皮肤终止操作

项 目		要 求	应得分	扣分	扣分细则
		器内，将浸洗部位浸泡于药液中，浸泡30分钟			
	观察宣教	随时检查药液温度，使其保持在40℃左右 告知患者泡洗时间30分钟 询问患者的感觉 嘱患者饮温开水300～500mL 告知泡洗后患者应注意的事项			药液温度控制不佳扣3分 未告知患者泡洗时间扣2分 未询问患者的感觉扣1分 未嘱患者饮温开水扣3分 未告知注意事项扣5分
	泡洗结束	清洁皮肤，擦干 协助穿衣，注意保暖	3		未擦拭泡洗部位皮肤扣1分 擦拭方法不当扣1分 未协助患者穿衣扣2分
	评估	评估泡洗部位情况 并告知患者	3		未评估扣3分 未告知患者泡洗部位情况扣2分
操作后	整理	合理安排体位 整理床单元	4	15	安排体位不合理扣1分 未整理床单元扣2分 整理床单元不符合要求扣1分
		清理用物 垃圾处理符合要求	3		用物处理不符合要求扣2分 未处理扣3分
	评价	询问患者的自我感觉 目标达到的程度 再次核对	3		未评价效果扣3分 评价不符合要求扣1分 未再核对扣2分
	记录	七步洗手法 记录 签名	5		未洗手扣2分 洗手不符合要求扣1分 未记录扣2分 只口述不记录扣1分 记录内容不全扣1分（日期、床号、姓名、病证、方法、部位、签名）
终末评价		操作熟练、流畅 泡洗方法正确，动作轻柔 药液温度适宜 护患沟通有效，患者满意	8	8	每项不符合要求各扣2分
合 计			100		

八、案例分析

病例描述：

患者，男，70岁，10年前无明显诱因出现左膝关节疼痛，近2年加重伴活动不利。未经系统治疗，现患者左膝疼痛，伴关节弹响，无发热，无恶心呕吐，双下肢发凉、怕冷。纳眠可，二便调。专科检查：双下肢皮色暗，皮温低。双足趾甲增厚，营养障碍综合征（+）。

既往史：冠心病病史5年余，高血压病史3年余，糖尿病病史6年。

个人史：出生并生长于原籍，无长期外地居住史，否认药物及毒品成瘾史。

过敏史、家族史：否认食物及药物过敏史，否认家族性遗传病史。

婚育史：适龄婚配，配偶及子女均体健。

社会、心理状态：医保费用，家庭和睦，疾病部分认知。

体格检查：T36.6℃，P72次/分，R18次分，BP128/77mmHg。

心电图示：窦性心律 ST-T改变。

辨症：

望（5）：患者面色晦暗，舌淡，苔白。

闻（5）：患者关节弹响。

问（5）：患者左膝疼痛，无发热，无恶心呕吐。

切（5）：脉细。

主症（10）：左膝关节疼痛，加重伴活动不利2年。

兼症（10）：双下肢发凉、怕冷。

诊断（10）：骨痹。

证属（10）：肝肾亏虚证。

病因（5）：久病劳损，年高体弱，或肾精亏损。

病位（5）：骨。

辨症分析（10）：肝肾亏损，精血不足，形体官窍失养。气血不足，六淫之邪侵扰筋骨关节，闭阻经脉气血，出现关节疼痛。

技术操作方案（10）：

中医技术	中医技术
1.中药泡洗 2.中药外敷 3.中药熏蒸 4.穴位贴敷	1.中药泡洗 2.中药外敷 3.中药熏蒸 4.穴位贴敷

健康指导（10）：

（一）生活起居

1.关节部位保暖，防风寒、防潮湿。

2.日常活动中要注意保护关节，避免久行、久立。

（二）饮食指导

肝肾亏虚证，宜食补益肝肾，强筋健骨的食品，如黑豆、黑芝麻、羊肉、韭菜等。

（三）情志调理

1.向患者介绍本病的发生、发展及转归，取得患者理解和配合。

2.及时评估患者心理社会状况，及时消除不良情绪。

3.有情绪障碍者，加强巡视，多关心患者。

中药熏蒸技术

一、概念

中药熏蒸技术是借用中药热力及药理作用熏蒸患处达到疏通腠理、祛风除湿、温经通络、活血化瘀的一种操作方法。

二、基本知识

1. 操作目的

中药熏蒸技术的治疗原理为热效应的物理刺激作用、局部性药理效应以及整体性药理效应。药蒸汽通过皮肤的渗透、转运、吸收和人体内通外口的开口，直达病灶，从而起到药到病除的效果。

2. 操作前准备

（1）思想准备：在治疗前,医者和患者双方都必须做好思想准备,然后才可以进行。

（2）选择用物：治疗盘、药液、中单、容器（根据熏蒸部位的不同选用）、水温计、治疗巾或浴巾、污物桶、手消液，必要时备屏风及坐浴架（支架）。

（3）常用熏蒸方法：目前中药熏蒸分为传统熏蒸法和时尚熏蒸法。传统熏蒸法是把药放在器具里（不锈钢的，瓷的，瓷砂的）。然后加些水煮沸，找好合适的姿势，把要蒸熏的部位放在器具以上用蒸汽熏蒸。时尚熏蒸法是采用中药熏蒸机（药浴机），全自动人性化设计。把中药包放在中药煮蒸器中煎煮，使用者只要坐在机器里面享受蒸汽浴20分钟。

（4）消毒：熏蒸容器均应已消毒完毕后才可使用，熏蒸部位有伤口的病人注意熏蒸药液选择无菌药液。

3. 操作重点步骤

（1）评估患者当前主要临床表现、既往史，局部皮肤情况，有无感觉迟钝/障碍，心理状态。

（2）操作前调节室内温度，注意病人保暖。嘱患者排空二便。

（3）将43～46℃药液倒入容器内，对准熏蒸部位。

（4）随时观察患者病情及局部皮肤变化情况，询问患者感受并及时调整药液温度。

三、适用范围

适用于风湿免疫疾病、骨伤、妇科、外科、肛肠科及皮肤科等各科疾病引起的疼痛、炎症、水肿、瘙痒等症状。

四、护理评估及观察要点

1. 病室环境，温度适宜。

2. 主要症状、既往史及过敏史、是否妊娠或经期。

3. 体质及局部皮肤情况。

4. 进餐时间。

五、告知及注意事项

1.熏蒸时间20～30分钟。

2.熏蒸过程中如出现不适及时告知护士。

3.熏蒸前要饮淡盐水或温开水200mL，避免出汗过多引起脱水。餐前餐后30分钟内，不宜熏蒸。

4.熏蒸完毕，注意保暖，避免直接吹风。

5.心脏病、严重高血压病、妇女妊娠和月经期间慎用。肢体动脉闭塞性疾病、糖尿病足、肢体干性坏疽者，熏蒸时药液温度不可超过38℃。

6.熏蒸过程中密切观察患者有无胸闷，心慌等症状，注意避风，冬季注意保暖，洗毕应及时擦干药液和汗液，暴露部位尽量加盖衣被。

7.包扎部位熏蒸时，应去除敷料。

8.所用物品需清洁消毒，用具一人一份一消毒，避免交叉感染。

9.施行熏蒸时，应注意防止烫伤。

六、操作流程图

【中药熏蒸技术操作流程及要点说明】

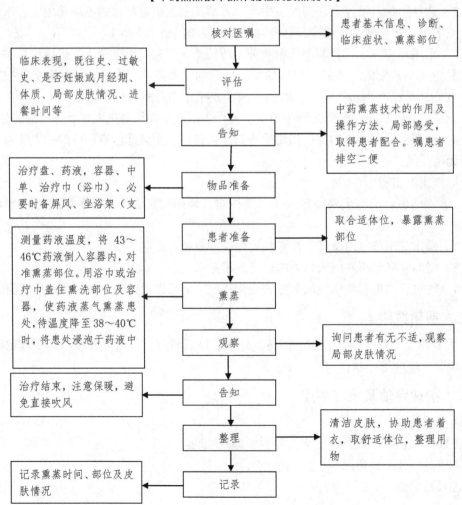

七、操作考核评分标准

项 目		内 容	分值	扣分	扣分细则
素质要求		仪表大方,举止端庄,态度和蔼	5	5	头发、指甲、妆容不符合要求扣1分 举止不符合要求扣1分 态度不符合要求扣1分 衣兜内物品不分类放置扣1分
		服装、鞋帽整齐,符合要求			服装及鞋帽不符合要求各扣1分
操作前准备	护士	核对医嘱 遵照医嘱要求核对执行单	6	25	未核对床号、姓名、证候、治疗方法、部位各扣1分
	评估	核对:床号、姓名、诊断 介绍 解释 患者理解与配合 评估环境 评估患者 询问就餐时间(餐前餐后30分钟不宜熏蒸) 嘱患者排空二便	10		未核对床尾卡扣1分 未核对腕带扣1分 未解释操作方法和目的各扣1分 未告知可能发生的情况(胸闷、心慌)扣1分 未评估禁忌症(如心脏病、重度高血压、孕经史、出血倾向和温热感觉障碍者)、过敏史、就餐时间各扣1分 未评估熏蒸部位皮肤情况扣1分 未评估体质及进餐时间扣1分 未嘱患者排空二便扣1分 未评估环境扣1分
	物品	治疗盘、药液、中单、容器(根据熏蒸部位的不同选用)、水温计,治疗巾或浴巾、污物桶、手消液,必要时备屏风及坐浴架(支架)	6		缺一项扣1分
	护士	洗手 戴口罩	3		未洗手扣2分;洗手不符合要求扣1分 不戴口罩扣1分
操作流程	核对 体位	再次核对相关信息 评估患者二便情况 熏蒸前饮淡盐水或温开200mL 体位舒适合理 暴露熏蒸部位 遮挡 保暖	10	45	未再次核对扣2分 核对不全(床号、姓名、证候、方法)每项扣1分 未饮水扣2分 体位不舒适扣2分 未暴露熏蒸部位皮肤扣2分 未充分暴露熏蒸部位扣1分 未评估二便情况扣2分

项　目		内　容	分值	扣分	扣分细则
					未遮挡患者（拉上床幔）扣1分 未保暖扣2分
	熏蒸	测量药液温度（43～46℃），倒入容器内，对准熏蒸部位，用浴巾或治疗巾遮盖熏洗部位及容器	12		药液温度过高或过低扣4分 药液漏出容器扣4分 未对准熏蒸部位扣2分 未遮盖熏洗部位扣2分 未将患处浸泡于药液中扣2分
		口述熏蒸时间，20～30分钟 保持衣服、床单元清洁	10		熏蒸时间不正确扣2分 药液污染衣服、被服各扣3分 未及时擦干药液和汗液扣3分
	观察	观察并询问患者感受 观察患者局部皮肤变化 调整药液温度	9		未询问患者感受扣2分 未观察皮肤变化扣4分 未及时调节药温扣4分
	宣教	告知患者治疗后注意事项	4		未告知患者注意事项扣4分 告知内容不全一项扣1分
操作后	熏毕	清洁皮肤 观察局部皮肤有无烫伤、过敏	6		未清洁皮肤扣2分 未观察皮肤扣2分
	整理	合理安排体位 整理床单元 协助患者整理衣物	3	17	未取合适体位扣1分 未整理床单元扣2分，不到位扣1分 未协助患者整理衣物扣2分
		清理用物			未处理扣1分 用物处理不符合要求扣2分
	评价	询问患者的自我感受 目标达到的程度 再次核对	3		未评价患者扣1分 评价不符合要求扣1分 未再次核对扣2分
	洗手记录	七步洗手法 按要求记录 签名	5		未洗手扣2分 洗手不符合要求扣1分 未记录扣2分；只口述不记录扣1分 记录内容不全扣1分（日期、床号、姓名、病证、方法、签名）
终末评价		熏蒸过程安全，操作熟练、轻巧 体位舒适 护患沟通有效	8	8	操作不熟练、流畅扣2分 无有效护患沟通扣2分 患者不满意扣2分
合　计			100		

八、案例分析

病例描述：

患者，男，39岁，2012年因车祸骨折行手术治疗后长期卧床，同年出现左下肢深静脉血栓形成。2016年患者左足靴区出现糜烂，伴左足靴区褐色色素沉着，创面淡黄色渗液，左足肿胀，按之明显凹陷，近4年间患者多次就医，症状未见痊愈，患者为求进一步治疗，以下肢深静脉血栓形成后综合征收入院。现患者左足靴区皮肤糜烂破溃，伴左足靴区褐色色素沉着，创面淡黄色渗液，左足肿胀，按之明显凹陷，纳眠可，二便调。

既往史：血糖偏高8月余，开颅术后8年，脾全切术后8年，左髂静脉支架置入术后8年。

个人史：出生并生长于原籍，无长期外地居住史，否认药物及毒品成瘾史。

过敏史：否认食物及药物过敏史。

家族史：儿子体健，否认家族性遗传病史。

婚育史：适龄婚配，育有1子。

社会、心理状态：医保费用，家庭和睦，疾病部分认知。

体格检查：T：36.3℃，P：84次/分，R：19次分，BP：107/73mmHg。

辨症：

望（5）：患者面色红润，舌质红，苔黄腻。

闻（5）：患者倦怠懒言。

问（5）：患者左足靴区出现糜烂。

切（5）：脉沉弦。

主症（10）：左足靴区出现糜烂，创面淡黄色渗液。

兼症（10）：伴左足靴区褐色色素沉着，左足肿胀，按之明显凹陷。

诊断（10）：臁疮病。

证属（10）：湿热下注。

病因（5）：患者先天禀赋不足，筋脉薄弱，加之后天久劳，耗伤气血，筋脉瘀阻，血瘀日久，化生湿热，湿邪下注而发本病。

病位（5）：脉。

辨症分析（10）：劳伤气倦，后天久劳，耗伤气血，筋脉瘀阻，血瘀日久，故而血瘀湿重，见色素沉着，皮肤破溃疼痛，患者肿胀疼痛等。

技术操作方案（10）：

中医技术	穴位或部位
1.中药熏蒸	双下肢
2.中药塌渍	双下肢

健康指导（10）：

（一）生活起居

1.保持病室环境安静，环境柔和，空气新鲜，温湿度适宜，避免噪音刺激而加重病情。

2.避免劳累、饱餐、情绪激动、寒冷、便秘、感染等诱发因素，戒烟限酒。

3.起居有常，发作时休息，缓解期适当锻炼，如快步走、打太极拳等，以不感疲劳为度。

（二）饮食指导

湿热下注者，宜食清热利湿、活血通络之品，如山楂、金银花、连翘、玫瑰花、菊花、冬瓜、百合龙之品。食疗方：赤豆粥等。

（三）情志调理

1.保持情绪稳定，避免不良刺激。

2.鼓励患者表达内心感受，针对性给予心理支持。

3.指导患者掌握自我排解不良情绪的方法，如音乐疗法、谈心释放法、转移法。

结肠水疗技术

一、概念

肠道水疗是通过一种精密设计与精确计算的仪器，用一根细小的软管，由专业洗肠师将软管插入肛门5cm左右，然后注入经过净化的温水，通过水流对整个肠道进行分段清洗。整个肠道水疗清洗过程为30~45分钟，肠道水疗中还可配合专业的结肠按摩。

二、基本知识

1.操作目的

将与体温相一致的经过滤的纯净水或药物经结肠流进流出再辅以轻柔的推拿按摩，洗去肠道内的有害物质，最大限度地减少细菌的繁殖，保持肠道内正常菌群的平衡，增强对营养物质的吸收。

2.操作前准备

（1）思想准备：在治疗前,医者和患者双方都必须做好思想准备,然后才可以进行。

（2）选择用物：结肠水疗机、一次性肛导管、石蜡油棉球、一次性手套、治疗巾、橡胶单，便盆、卫生纸、污物桶、手消液。

（3）消毒：结肠水疗机均应已消毒完毕后才可使用。

3.操作重点步骤

（1）评估患者当前主要临床表现、既往史，局部皮肤情况，有无感觉迟钝/障碍，心理状态。

（2）操作前调节室内温度，注意病人保暖。取合理体位，暴露治疗部位，必要时屏风遮挡。

（3）调节水温37~40°C。

（4）当受疗者感到腹胀、便意感明显时按下排水键。嘱患者正确按摩腹部，加速粪便排出。

（5）从观察窗，观察肠道内排出污水的清洁度，以判断肠道是否清洁。

（6）治疗过程中随时询问患者有无不适。

三、适用范围

习惯性便秘、慢性结肠炎、肠梗阻的治疗、手术及结肠镜前检查、排粪造影、排毒解毒、美容减肥、调节肠道菌群失调等。

四、护理评估及观察要点

1.病室环境，温度适宜。

2.主要症状、既往史、是否月经期及妊娠。

3.对疼痛的耐受程度。

4.肛门直肠情况。

5.操作时观察患者腹胀、便意感。

6.操作时从观察窗，观察肠道内排出污水的清洁度。

五、告知及注意事项

1.操作中告知患者正确收缩肛门、取左侧屈膝位。

2.当患者有便意或腹胀时，指导缓解方法如：正确按摩腹部、缓慢呼吸。

3.每次治疗时间30～45分钟。

4.治疗时如出现心慌、胸闷、呃逆、低血糖等不适，立即通知医生，配合处理。

5.治疗后短时间内有腹痛不适时及时去医院复诊。

6.插管时动作轻柔，防止损伤直肠黏膜。

7.灌洗过程中密切观察患者的反应及排便的颜色、性质、量，如有心慌气短、剧烈腹痛，或排出血性液，应及时停止操作，立即通知医生。

8.长期便秘的患者治疗前三日给予清淡易消化饮食或口服缓泻剂以促进彻底清洁肠道。

六、操作流程图

【结肠水疗技术操作流程及要点说明】

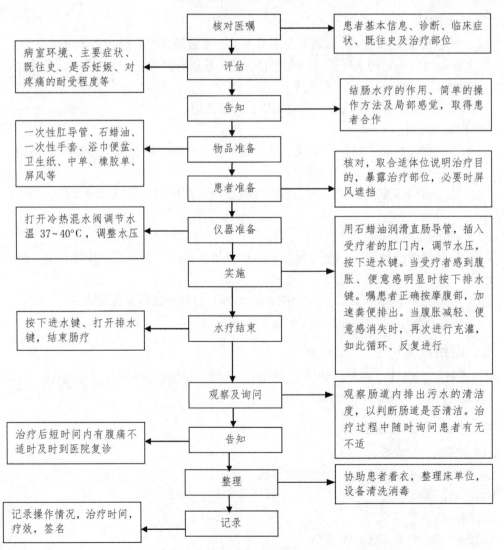

七、操作考核评分标准

项　目		内　　容	分值	扣分	扣分细则
素质要求		仪表大方，举止端庄，态度和蔼	5	5	头发、指甲、妆容不符合要求扣1分 举止不符合要求扣1分 态度不符合要求扣1分 衣兜内物品不分类放置扣1分
		服装、鞋帽整齐，符合要求			服装及鞋帽不符合要求各扣1分
操作前准备	护士	核对医嘱 遵照医嘱要求核对执行单	6	30	未核对床号、姓名、病名、证型、治疗方法各扣1分
	评估	核对：床号、姓名、诊断 介绍操作方法及目的 评估禁忌症 评估肛门直肠情况 评估患者对疼痛耐受程度 评估病室环境	10		未核对腕带和床头牌各扣1分 未解释操作方法和目的各扣1分 未评估禁忌症（如凝血障碍、经期、妊娠等）扣2分 未评估肛门直肠情况扣2分 未评估患者对疼痛的耐受扣2分 未评估环境扣1分
	物品	结肠水疗机、一次性肛导管、石蜡油棉球、一次性手套、治疗巾、橡胶单（一次性中单），便盆、卫生纸、污物桶、手消液、屏风	6		缺一项扣1分 一种不符合要求扣1分
	护士	开机 设定参数 进入治疗状态 自动加温 检查探头、闭塞器、进水管及出水管	5		未连接电源扣1分 未开机扣1分 未设定参数扣1分 未按标准方式进入治疗模式扣1分 水温未在37～40℃之间扣1分 未检查探头、闭塞器、进水管及出水管扣1分
		洗手 戴口罩	3		未洗手扣1分 洗手不符合要求扣1分 不戴口罩扣1分
操作流程	核对 体位	再次核对 铺治疗巾 体位舒适合理 确定操作位置 暴露部位 遮挡 保暖	8	37	未核对扣3分 核对不全（床号、姓名、证型、方法）每项扣1分 未铺橡胶单、治疗巾各扣1分 未取左侧卧位扣1分 未充分暴露治疗部位扣1分 未遮挡暴露部位扣1分 未遮挡患者（拉上床幔、屏风遮挡）扣1分 未采取保暖措施扣1分

项 目		内 容	分值	扣分	扣分细则
操作过程		石蜡油润滑 探头插入肛门 拔出闭塞器 治疗探头与进水管进行连接 进水管卡入泵槽管 纱布包裹出水管 持物钳在纱布包裹处夹闭出水管 按"开始"按钮开始治疗 治疗过程中询问患者感觉 观察患者反应 患者感觉憋涨暂停进水 打开出水管,放出污物 遵医嘱进行下个循环,直至清洗 每次治疗时间30~45分钟。	24		未用石蜡油润滑探头及肛门扣2分 未将探头插入肛门内或动作粗暴扣2分 未拔出闭塞器扣2分 治疗探头与进水管之间未连接进水管扣2分 未将进水管卡入泵管槽内扣2分 未用纱布包裹小段出水管扣2分 未用持物钳在纱布包裹处夹闭出水管扣2分 未夹在纱布包裹处扣1分 未按"开始"按钮扣1分 未询问患者憋涨感觉扣2分 操作过程中未观察患者反映扣2分 患者憋涨未暂停进水扣2分 未打开出水管,放出污物扣2分 未再次进行下个循环反复操作扣2分 治疗中患者若心慌气短、剧烈腹痛,或排出血性液未停止操作扣10分
治疗结束		清洁局部皮肤 冲洗管路	5		未清洁皮肤扣3分 未拔出治疗探头扣1分 未打开持物钳扣2分 未按"开始治疗"键冲洗排污管扣1分 未再次核对患者信息扣2分 未协助患者进行排便扣2分 未对患者进行宣教扣2分
操作后	整理	合理安排体位 整理床单元	5	20	安排体位不合理扣2分 未整理床单元扣2分 整理床单元不到位扣1分 未拉窗幔、屏风扣1分
		清理用物	5		用物未处理扣3分 用物处理不符合要求扣2分
	评价	询问患者的自我感觉 目标达到的程度 再次核对	5		未评价效果扣3分 评价不符合要求扣1分 未再次核对扣2分
	洗手记录	七步洗手法 按要求记录 签名	5		未洗手扣2分 洗手不符合要求扣1分 未记录扣2分;只口述不记录扣1分 记录内容不全扣1分(日期、床号、姓名、病证、签名)
终末评价		操作熟练、流畅 仪器使用娴熟 护患沟通有效,患者满意	8	8	操作不熟练、流畅扣2分 无有效护患沟通扣2分 患者不满意扣2分
合 计			100		

八、案例分析

病例描述：

患者，男，44岁，现右上腹疼痛，持续性疼痛，阵发性加重，伴发热寒战，腹胀，嗳气频，口苦，头晕头痛，倦怠乏力，纳差，食欲不振，眠一般，大便4～5日1行，质干，需盐水灌肠辅助排便，小便调。

既往史：腰椎后路切开复位内固定+椎管减压术和左跟骨、左胫骨平台切开复位内固定术后3年，胸腰椎、左跟骨、左胫骨内固定物寄留切开取出术。

个人史：出生于并生长于菏泽，无长期外地居住史，否认药物及毒品成瘾史。

过敏史、家族史：青霉素过敏史，否认食物过敏史。

婚育史：适龄婚配，育有1子，配偶及儿子均体健。

社会、心理状态：医保费用，家庭和睦，疾病部分认知。

体格检查：T：36.5℃，P：83次/分，R：18次分，BP：101/68mmHg。

辨症：

望（5）：患者面色欠润，舌质红，苔黄腻。

闻（5）：患者倦怠懒言。

问（5）：患者右上腹疼痛，腹胀，头晕头痛，倦怠乏力。

切（5）：脉弦滑。

主症（10）：右上腹疼痛，腹胀，大便质干，4～5日未行。

兼症（10）：发热寒战，嗳气频，口苦，头晕头痛，倦怠乏力，纳差。

诊断（10）：腹痛病。

证属（10）：湿热蕴结。

病因（5）：脾胃损伤，湿郁化热，湿热搏结，阻滞中焦，不通则痛。

病位（5）：脾。

辨症分析（10）：脾胃运化功能不足，喜燥恶湿，脾胃损伤，聚而成湿，湿郁久化热，阻滞中焦，脾虚肌肉失于濡养，致乏力倦怠。

技术操作方案（10）：

中医技术	穴位或部位
1.穴位贴敷	神阙、中脘、双侧天枢、关元
2.耳穴压豆	肝 脾 神门 皮质下 胃 内分泌
3.中药灌肠	
4.穴位按摩	神阙、中脘、双侧天枢、关元、腹部顺时针按摩
5.结肠水疗	

健康指导（10）：

（一）生活起居

1.保持病室环境安静，环境柔和，空气新鲜，温湿度适宜，避免噪音刺激而加重病情。

2.避免劳累、饱餐、情绪激动、寒冷、感染等诱发因素，戒烟限酒。

3.起居有常，发作时休息，缓解期适当锻炼。

（二）饮食指导

湿热蕴结者，宜食健脾和胃、清热利湿之品，如山药、莲子、菊花、苦瓜、芹菜、冬瓜、百合、赤小豆之品；少食辛辣、肥甘、生冷、寒凉之品。食疗方：赤豆粥等。

（三）情志调理

1.保持情绪稳定，避免不良刺激。

2.鼓励患者表达内心感受，针对性给予心理支持。

3.指导患者掌握自我排解不良情绪的方法，如音乐疗法、谈心释放法、转移法。

穴位敷贴技术

一、概念

穴位敷贴技术是将药物制成一定剂型，敷贴到人体穴位，通过刺激穴位，激发经气，达到通经活络、清热解毒、活血化瘀、消肿止痛、行气消痞、扶正强身作用的一种操作方法。

二、基本知识

1. 操作目的

穴位敷贴疗法通过贴敷药物于穴位以达到刺激与调节作用，将药物吸收，到达疏通经络，消肿止痛、清热解毒以治疗疾病的作用。

2. 操作前准备

（1）选择用物：治疗盘，棉纸或薄胶纸，遵医嘱配制的药物，压舌板，无菌棉垫或纱布，胶布或绷带，0.9%生理盐水棉球，污物桶、手消液，必要时备屏风、毛毯。

（2）赋形剂种类：赋形剂可根据病情的性质与阶段不同，分别采用水、酒、醋、蜜、植物油、葱汁、姜汁、茶汁、凡士林等。

（3）捣药或摊药：若敷新鲜中草药，则将草药切碎、捣烂，以研钵成细粉。若敷膏药，则根据患处面积，取大小合适的棉纸，用油膏刀将膏药均匀地摊在纸上，厚薄适当。

3. 操作重点步骤

（1）评估患者当前主要临床表现、既往史，局部皮肤情况，药物及敷料过敏史，是否妊娠，心理状态。

（2）更换敷料，以0.9%生理盐水或温水擦洗皮肤上的药渍，观察创面情况及敷药效果。

（3）将药物敷贴于穴位上，做好固定。为避免药物受热溢出污染衣物，可加敷料或棉垫覆盖。以胶布或绷带固定，松紧适宜。

（4）观察患者局部皮肤，询问有无不适感。

三、适用范围

适用于恶性肿瘤、各种疮疡及跌打损伤等疾病引起的疼痛；消化系统疾病引起的腹胀、腹泻、便秘；呼吸系统疾病引起的咳喘等症状。

四、护理评估及观察要点

1. 病室环境，温度适宜。

2. 主要症状、既往史、药物及敷料过敏史，是否妊娠。

3. 观察患者敷药部位的皮肤温度、创面情况及敷药效果。

五、告知及注意事项

1. 告知患者穴位敷贴时，皮肤出现微红为正常现象，若出现皮肤瘙痒、丘疹、水泡等，应立即告知护士。

2. 穴位敷贴时间一般为6~8小时。可根据病情、年龄、药物、季节调整时间，小儿酌减。

3.若出现敷料松动或脱落及时告知护士。

4.局部贴药后可出现药物颜色、油渍等污染衣物。

5.孕妇的脐部、腹部、腰骶部及某些敏感穴位，如合谷、三阴交等处都不宜敷贴，以免局部刺激引起流产。

6.药物应均匀涂抹于棉纸中央，厚薄一般以0.2~0.5cm为宜，覆盖敷料大小适宜。

7.敷贴部位应交替使用，不宜单个部位连续敷贴。

8.除拔毒膏外，患处有红肿及溃烂时不宜敷贴药物，以免发生化脓性感染。

9.对于残留在皮肤上的药物不宜采用肥皂或刺激性物品擦洗。

10.使用敷药后，如出现红疹、瘙痒、水泡等过敏现象，应暂停使用，报告医师，配合处理。

六、操作流程图

【穴位敷贴技术操作流程及要点说明】

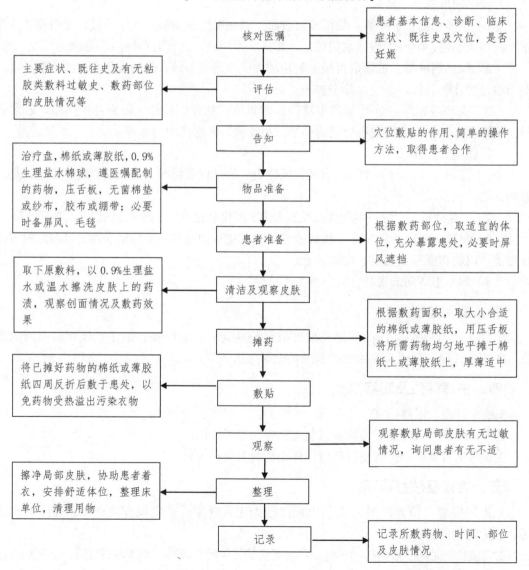

七、操作考核评分标准

项　目		要　求	应得分	扣分	扣分细则
素质要求		仪表大方，举止端庄，态度和蔼服装、鞋帽整齐，符合要求	5	5	头发、指甲、妆容不符合要求扣1分
					举止不符合要求扣1分
					态度不符合要求扣1分
					衣兜内物品不分类放置扣1分
					服装鞋帽不符合要求各扣1分
操作前准备	护士	核对医嘱遵照医嘱要求核对执行单	6	22	未核对床号、姓名、病名、证型、治疗方法、穴位名称各扣1分
	评估	核对：床号、姓名、诊断介绍解释患者理解与配合评估环境	8		未核对床头卡扣1分
					未核对腕带扣1分
					未解释操作方法和目的各扣1分
					未告知可能发生的情况扣1分
					未评估禁忌症（过敏史、皮肤完整性、敏感度、经孕史等）扣1分
					未评估贴敷部位皮肤情况扣1分
					未评估环境扣1分
	物品	治疗盘，棉纸或薄胶纸，遵医嘱配制的药物，压舌板，无菌棉垫或纱布，胶布或绷带，0.9%生理盐水棉球，污物桶、手消液，必要时备屏风、毛毯	5		缺一种物品扣1分
	护士	洗手戴口罩	3		未洗手扣2分
					洗手不符合要求扣1分
					不戴口罩扣1分
操作流程	核对体位	再次核对明确贴敷部位体位舒适合理遮挡暴露贴敷部位保暖	6	45	未再次核对2分
					核对不全（床号、姓名、证型、方法、穴位）每项扣1分
					体位不舒适2分
					未遮挡患者（拉上床幔）扣1分
					未暴露贴敷部位扣2分
					暴露贴敷部位不充分扣1分
					未采取保暖措施扣1分
	定位	暴露贴敷部位测量同身寸保暖	8		定位错误每部位扣3分
					口述与实际取穴不符扣2分
					未应用同身寸或其它骨度测量法扣2分
					使用手指同身寸方法不正确扣1分
					未保暖扣1分

项 目		要 求	应得分	扣分	扣分细则
	敷药	清洁局部皮肤，观察局部皮肤情况	5		未清洁扣2分 清洁不彻底扣1分 未观察扣2分
		（选定穴位）根据敷药面积，取大小合适的棉纸或薄胶纸，将所需药物均匀地平摊于棉纸或薄胶纸上，厚薄适中	10		棉质敷料大小不合适扣4分 摊药面积过大或过小或溢出棉质敷料外扣4分 药物过厚或过薄扣4分
		将药物敷贴于穴位或患处，避免药物溢出污染衣物，使用敷料或棉垫覆盖，固定牢固	6		部位不准确扣6分 药液外溢扣4分
	观察	观察局部皮肤及病情变化，询问患者有无不适	5		未观察局部皮肤及病情扣2分 未询问患者有无不适扣1分
	取药	取下敷贴，清洁皮肤 观察局部皮肤，询问患者有无不适	5		未清洁局部皮肤扣2分 清洁局部皮肤方法不当（不能擦，应沾拭）扣1分 未保暖扣2分 未交待注意事项口3分 交待不全扣1分（如避风寒、3小时内禁洗浴、多饮水）
操作后	整理	合理安排体位 整理床单元	3		未安排合适体位扣1分 未整理床单元扣2分 整理床单元不到位扣1分
		清理用物 用物处理符合要求	5		用物处理不符合要求扣2分 未处理扣3分
	评价	询问患者的感受 目标达到的程度 再次核对	7	20	未评价患者扣3分 评价不符合要求扣2分 用语不当扣1分 未再次核对扣2分
	洗手记录	七步洗手法 按要求记录 签名	5		未洗手扣2分 洗手不符合要求扣1分 未记录扣2分 只口述不记录扣1分 记录内容不全扣1分（日期、床号、姓名、病证、方法、穴位、签名）
终末评价		流程合理、技术熟练、局部皮肤无损伤、询问患者感受	8	8	每项不符合要求各扣2分
合 计			100		

八、案例分析

病例描述：

患者，男，44岁，现患者右上腹疼痛，持续性疼痛，阵发性加重，伴发热寒战，腹胀，嗳气频，口苦，头晕头痛，倦怠乏力，纳差，食欲不振，眠一般，大便4-5日1行，质干，需盐水灌肠辅助排便，小便调。

既往史：腰椎后路切开复位内固定+椎管减压术和左跟骨、左胫骨平台切开复位内固定术后3年，胸腰椎、左跟骨、左胫骨内固定物寄留切开取出术。

个人史：出生于并生长于菏泽，无长期外地居住史，否认药物及毒品成瘾史。

过敏史、家族史：青霉素过敏史，否认食物过敏史。

婚育史：适龄婚配，育有1子，配偶及儿子均体健。

社会、心理状态：医保费用，家庭和睦，疾病部分认知。

体格检查：T：36.5℃，P：83次/分，R：18次分，BP：101/68mmHg。

辨症：

望（5）：患者面色欠润，舌质红，苔黄腻。

闻（5）：患者倦怠懒言。

问（5）：患者右上腹疼痛，腹胀，头晕头痛，倦怠乏力。

切（5）：脉弦滑。

主症（10）：右上腹疼痛，腹胀，大便质干，4～5日未行。

兼症（10）：发热寒战，嗳气频，口苦，头晕头痛，倦怠乏力，纳差。

诊断（10）：腹痛病。

证属（10）：湿热蕴结。

病因（5）：脾胃损伤，湿郁化热，湿热搏结，阻滞中焦，不通则痛。

病位（5）：脾。

辨症分析（10）：脾胃运化功能不足，喜燥恶湿，脾胃损伤，聚而成湿，湿郁久化热，阻滞中焦，脾虚肌肉失于濡养，致乏力倦怠。

技术操作方案（10）：

中医技术	穴位或部位
1.穴位贴敷	神阙 中脘 双侧天枢 关元
2.耳穴压豆	肝 脾 神门 皮质下 胃 内分泌
3.中药灌肠	
4.穴位按摩	神阙 中脘 双侧天枢 关元 腹部顺时针按摩
5.结肠水疗	

健康指导（10）：

（一）生活起居

1.保持病室环境安静，环境柔和，空气新鲜，温湿度适宜，避免噪音刺激而加重病情。

2.避免劳累、饱餐、情绪激动、寒冷、感染等诱发因素，戒烟限酒。

3.起居有常，发作时休息，缓解期适当锻炼。

（二）饮食指导

湿热蕴结者，宜食健脾和胃、清热利湿之品，如山药、莲子、菊花、苦瓜、芹菜、冬瓜、百合、赤小豆之品；少食辛辣、肥甘、生冷、寒凉之品。食疗方：赤豆粥等。

（三）情志调理

1.保持情绪稳定，避免不良刺激。

2.鼓励患者表达内心感受，针对性给予心理支持。

3.指导患者掌握自我排解不良情绪的方法，如音乐疗法、谈心释放法、转移法。

中药冷敷技术

一、概念

中药冷敷技术是将中药洗剂、散剂、酊剂冷敷于患处，通过中药透皮吸收，同时应用低于皮温的物理因子刺激机体，达到降温、止痛、止血、消肿、减轻炎性渗出的一种操作方法。

二、基本知识

1. 操作目的

通过中药冷敷技术可以减轻局部出血或充血，减轻患者疼痛感，并且可以控制炎症扩散，以达到止痛、止血、消肿的目的。

2. 操作前准备

（1）选择用物：治疗盘、中药汤剂（8～15℃）、敷料（或其他合适材料）、水温计、纱布、治疗巾、污物桶、手消液，必要时备冰敷袋、凉性介质贴膏、屏风。

（2）中药冷敷法种类：冷敷法有干、湿两种。干冷敷法不如湿冷敷法效果好。中药湿冷敷法有中药冰敷法、中药酊剂凉涂法及中药散剂冷敷法。

（3）禁忌部位：面部三角区感染，各种脏器出血，软组织挫伤、扭伤，皮肤湿疹等，忌冷敷。

3. 操作重点步骤

（1）评估患者当前主要临床表现、既往史，局部皮肤情况，是否对冷过敏。

（2）测试药液温度，用敷料（或其他合适材料）浸取药液，外敷患处，并及时更换（每隔5分钟重新操作一次，持续20～30分钟），保持患处低温。

（3）观察患者皮肤情况，询问有无不适感。

三、适用范围

适用于外伤、骨折、脱位、软组织损伤的初期。

四、护理评估及观察要点

1.评估病室环境，温度适宜。

2.评估患者当前主要症状、既往史及药物过敏史。

3.患者体质是否适宜中药冷敷。

4.冷敷前评估患者冷敷部位的皮肤情况。

5.冷敷过程中注意观察观察患者皮肤情况，询问有无不适感。

五、告知及注意事项

1.阴寒证及皮肤感觉减退的患者不宜冷敷。

2.操作过程中观察皮肤变化，特别是创伤靠近关节、皮下脂肪少的患者，注意观察患肢末梢血运，定时询问患者局部感受。如发现皮肤苍白、青紫，应停止冷敷。

3.冰袋不能与皮肤直接接触。

4.注意保暖，必要时遮挡保护患者隐私。

六、操作流程图

【中药冷敷技术操作流程及要点说明】

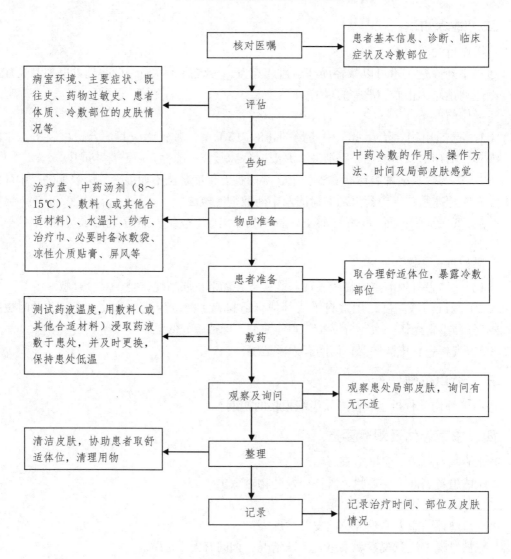

核对医嘱 → 患者基本信息、诊断、临床症状及冷敷部位

病室环境、主要症状、既往史、药物过敏史、患者体质、冷敷部位的皮肤情况等 ← 评估

告知 → 中药冷敷的作用、操作方法、时间及局部皮肤感觉

治疗盘、中药汤剂（8～15℃）、敷料（或其他合适材料）、水温计、纱布、治疗巾、必要时备冰敷袋、凉性介质贴膏、屏风等 ← 物品准备

患者准备 → 取合理舒适体位，暴露冷敷部位

测试药液温度，用敷料（或其他合适材料）浸取药液敷于患处，并及时更换，保持患处低温 ← 敷药

观察及询问 → 观察患处局部皮肤，询问有无不适

清洁皮肤，协助患者取舒适体位，清理用物 ← 整理

记录 → 记录治疗时间、部位及皮肤情况

七、操作考核评分标准

项 目		要 求	应得分	扣分	扣分细则
素质要求		仪表大方，举止端庄，态度和蔼	5	5	每项不符合要求各扣1分
		服装、鞋帽整齐，符合要求			服装及鞋帽不符合要求各扣1分
操作前准备	护士	核对医嘱 遵照医嘱要求核对执行单	6		未核对床号、姓名、病名、证候、治疗方法、治疗部位名称各扣1分
	评估	核对：床号、姓名、诊断 介绍 解释 患者理解与配合 评估环境	8	22	未核对床尾卡扣1分 未核对腕带扣1分 为介绍自己扣1分 未解释操作方法和目的各扣1分 未询问既往史扣1分 未评估禁忌症（过敏史、皮肤完整性、敏感度、阴寒证等）扣1分 未评估冷敷部位皮肤情况扣1分 未评估环境扣1分
	物品	治疗盘、中药汤剂（8～15℃）、敷料（或其他合适材料）、水温计、纱布、治疗巾、污物桶、手消液，必要时备冰敷袋、凉性介质贴膏、屏风	5		缺一种物品扣1分
	护士	洗手 戴口罩	3		未洗手扣2分 洗手不符合要求扣1分 不戴口罩扣1分
操作流程	核对体位	再次核对 明确冷敷部位 体位舒适合理 暴露冷敷部位 遮挡	6	45	未再次核对扣2分 核对不全（床号、姓名、证候、方法、部位）每项扣1分 体位不舒适扣2分 未遮挡患者（拉上床幔）扣1分 未暴露冷敷部位扣2分 暴露冷敷部位不充分扣1分
		测试药液温度8～15℃，用敷料浸取药液敷于患处，药量适宜	8		温度过高或过低扣3分； 药液量过多或过少扣3分 位置不准确扣2分
	冷敷	每5分钟重复操作1次，持续20～30分钟，保持患处低温	14		未及时更换扣6分； 未保持药液温度扣4分 冰袋与皮肤直接接触扣4分

项 目		要 求	应得分	扣分	扣分细则
		询问患者有无不适， 注意保暖 保护患者隐私	6		未询问患者感受扣4分； 未保暖扣2分 未保护隐私扣2分；
	观察	观察局部皮肤，询问患者有无不适	4		未观察局部皮肤及病情扣2分 未询问患者有无不适扣2分
	敷毕	将敷料取下 清洁局部皮肤 保暖 交待注意事项	7		未撤除敷料扣1分 未清洁局部皮肤扣1分 清洁局部皮肤方法不当（不能擦，应沾拭）扣1分 未保暖扣1分 未交待注意事项扣2分 交待不全面扣1分（局部皮肤出现不适或敷料脱落时及时通知护士；中药可致皮肤着色，数日后自行消退）
操作后	整理	合理安排体位 整理床单元	3		未安排合适体位扣1分 未整理床单元扣1分 整理床单元不到位扣1分
		清理用物 物品处理符合要求（口述）	5		用物处理不符合要求扣2分 未处理扣3分
	评价	询问患者的感受 目标达到的程度 再次核对	7	20	未评价患者扣2分 评价不符合要求扣2分 用语不当扣1分 未再次核对扣2分
	洗手记录	七步洗手法 按要求记录 签名	5		未洗手扣1分 洗手不符合要求扣1分 未记录扣1分 只口述不记录扣1分 记录内容不全扣1分（日期、床号、姓名、病证、方法、签名）
终末评价		冷敷过程安全，流程合理、技术熟练、询问患者感受，皮肤情况良好	8	8	每项不符合要求各扣2分
合 计			100		

八、案例分析

病例描述：

患者，男，88岁，腰痛反复发作4年余，加重2天。未经系统治疗，上述症状在反复发作的基础上进行性加重，入冬尤甚。现患者腰痛，活动受限，弯腰及转侧加重，伴灼热感，双下肢微乏力，偶心慌、胸闷，纳眠可，大便可，尿频，无尿痛。

既往史：2型糖尿病10余年，腰椎压缩性骨折6个月，脑梗死20余年，冠心病、慢性心功能不全10余年，前列腺增生9年，阵发性房颤7年。

个人史：生于山东潍坊市高密市，久居本地，无长期外地居住史，否认药物及毒品成瘾史。

过敏史、家族史：否认食物及药物过敏史。

婚育史：丧偶，子女均体健。

社会、心理状态：医保费用，家庭和睦，疾病部分认知。

体格检查：T36.5℃，P74次/分，R16次分，BP132/72mmHg。

心电图示：窦性心律 ST-T改变。

辨症：

望（5）：患者面色红潮，舌红少苔，舌根苔厚。

闻（5）：患者倦怠懒言。

问（5）：患者腰痛，弯腰及转侧加重，伴灼热感，双下肢微乏力。

切（5）：脉沉弱。

主症（10）：腰痛，麻木，伴灼热感。

兼症（10）：偶有心慌胸闷，尿频。

诊断（10）：腰痛病。

证属（10）：湿热壅阻、气血两虚。

病因（5）：肾亏体虚，外邪侵袭，气滞血瘀。

病位（5）：腰。

辨症分析（10）：湿热壅阻腰部经络，经脉弛缓，经气不通，故腰部弛痛，伴有热感。遇寒热邪得以缓解，故疼痛减轻。

技术操作方案（10）：

中医技术	穴位或部位
1.中药冷敷	腰阳关
2.耳穴压豆	腰 肾 神门 肝
3.中药泡洗	足部
4.穴位贴敷	脾俞 肾俞 腰阳关 中脘 气海

健康指导（10）：

（一）生活起居

1.保持病室环境安静，环境柔和，空气新鲜，温湿度适宜，避免噪音刺激而加重病情。

2.避免劳累、饱餐、情绪激动、便秘、感染等诱发因素，戒烟限酒。

3.起居有常，发作时休息，缓解期适当锻炼，如快步走、打太极拳等，以不感疲劳为度。

（二）饮食指导

湿热壅阻者，宜食清热利湿、舒筋通络之品，如枸杞、薏苡仁、山药、冬瓜、丝瓜、萝卜等。食疗方：杜地山药粥等。

（三）情志调理

1.保持情绪稳定，避免不良刺激。

2.鼓励患者表达内心感受，针对性给予心理支持。

3.指导患者掌握自我排解不良情绪的方法，如音乐疗法、谈心释放法、转移法。

中药湿热敷技术

一、概念

中药湿热敷技术是将中药煎汤或其他溶媒浸泡，根据治疗需要选择常温或加热，将中药浸泡的敷料敷于患处，通过疏通气机、调节气血、平衡阴阳，达到疏通腠理、清热解毒、消肿止痛的一种操作方法。

二、基本知识

1. 操作目的

中药湿热敷技术可以使局部血管扩张，血液循环速度加快，促进组织中毒素排出，同时可以减轻深部组织充血，减轻患者疼痛。

2. 操作前准备

（1）选择用物：治疗盘、药液、敷料、水温计、镊子2把、纱布、污物桶、手消液、必要时备中单、屏风。

（2）温度测定：敷料浸于38～43℃药液中，老年患者、昏迷患者温度相应降低。

（3）禁忌：不宜中药热敷的疾病，如皮肤破损、开放性损伤等疾病不适宜采用中药湿热敷疗法。

3. 操作重点步骤

（1）评估患者当前主要临床表现、既往史，局部皮肤情况，是否对热过敏。

（2）取合理体位，暴露湿热敷部位，注意保暖，屏风遮挡。

（3）测试温度，将敷料浸于38～43℃药液中，将敷料拧至不滴水即可，敷于患处。

（4）及时更换敷料或频淋药液于敷料上，以保持湿度及温度，观察患者皮肤反应，询问患者的感受。

三、适用范围

适用于软组织损伤、骨折愈合后肢体功能障碍，肩、颈、腰腿痛，膝关节痛，类风湿性关节炎，强直性脊柱炎等。

四、护理评估及观察要点

1. 评估病室环境，温度适宜。

2. 评估患者当前主要症状、既往史及药物过敏史。

3. 患者体质是否适宜中药湿热敷。

4. 中药湿热敷前评估患者湿热敷部位的皮肤情况。

5. 湿热敷过程中注意观察观察患者皮肤情况，询问有无不适感。

五、告知及注意事项

1. 湿热敷时间20～30分钟。

2.如皮肤感觉不适，过热、瘙痒等，及时告知护士。

3.中药可致皮肤着色，数日后可自行消退。

4.外伤后患处有伤口、皮肤急性传染病等忌用中药湿热敷技术。

5.湿敷液应现配现用，注意药液温度，防止烫伤。

6.治疗过程中观察局部皮肤反应，如出现水疱、痒痛或破溃等症状时，立即停止治疗，报告医师。

7.注意保护患者隐私并保暖。

六、操作流程图

【中药湿热敷技术操作流程及要点说明】

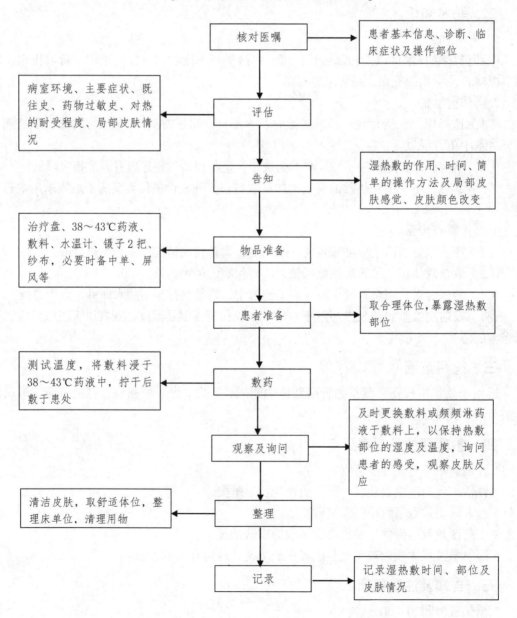

七、操作考核评分标准

项　目		要　求	应得分	扣分	扣分细则
素质要求		仪表大方，举止端庄，态度和蔼	5	5	每项不符合要求各扣1分
		服装、鞋帽整齐，符合要求			服装及鞋帽不符合要求各扣1分
操作前准备	护士	核对医嘱 遵照医嘱要求核对执行单	6	25	未核对床号、姓名、证型、治疗方法、部位各扣1分
	评估	核对：床号、姓名、诊断 介绍 解释并告知湿热敷所需时间 患者理解与配合 评估环境	10		未核对床尾卡扣1分 未核对腕带扣1分 未解释操作方法和目的各扣1分 未告知时间扣2分 未告知可能发生的情况（如过敏、瘙痒、色素沉着等）扣1分 未询问既往史扣1分 未评估禁忌症（如患处有伤口、皮肤急性传染病等）扣1分 未评估患处皮肤情况扣1分 未评估环境扣1分
	物品	治疗盘、药液、敷料、水温计、镊子2把、纱布、污物桶、手消液、必要时备中单、屏风	6		缺一项扣1分
	护士	洗手 戴口罩	3		未洗手扣2分；洗手不符合要求扣1分 不戴口罩扣1分
操作流程	核对体位	再次核对 体位舒适合理 遮挡 暴露湿热敷部位 保暖	8	47	未核对扣2分 核对不全（床号、姓名、证型、方法、部位）每项扣1分 体位不舒适扣2分 未遮挡患者（拉上床幔）扣1分 未暴露湿热敷部位扣2分 暴露湿热敷部位不充分扣1分 未采取保暖措施扣1分
	评估	评估湿热敷部位皮肤 询问患者对温度的耐受程度	7		未评估湿热敷部位扣3分 未询问患者耐受程度扣5分
	湿热敷	测试温度，将敷料浸于38～43℃药液中	10		未测试温度扣5分 温度不适宜扣5分
		将敷料拧至不滴水即可，敷于患处	10		湿热敷部位不准确扣5分 敷料过湿或过干，各扣5分 操作手法不娴熟扣2分 烫伤患者皮肤，终止操作
	观察宣教	及时更换敷料或频淋药液于敷料上，以保持湿度及温度	6		未及时更换敷料扣3分 未告知患者湿热敷时间扣2分

项　目		要　求	应得分	扣分	扣分细则
		观察患者皮肤反应，皮肤有无烫伤或小水泡 告知患者湿热敷时间20～30分钟 询问患者的感受 告知患者湿热敷后注意事项			未询问患者的感觉扣1分 未观察患者皮肤情况扣2分 未告知注意事项扣2分
	治疗结束	取下敷料 擦拭皮肤	3		未擦拭湿热敷部位扣2分 擦拭方法不当扣1分
	评估	评估湿热敷部位情况 并告知患者	3		未评估扣3分 未告知患者湿热敷部位情况扣2分
操作后	整理	协助患者整理衣物 合理安排体位 整理床单元	4		未协助患者整理衣物扣1分 安排体位不合理扣1分 未整理床单元扣1分 整理床单元不符合要求扣1分
		清理用物 敷料处理符合要求	3		用物处理不符合要求扣2分 未处理扣1分
	评价	询问患者的感觉 目标达到的程度 再次核对	3	15	未评价效果扣1分 评价不符合要求扣1分 未再核对扣1分
	记录	七步洗手法 记录 签名	5		未洗手扣1分 洗手不符合要求扣1分 未记录扣1分 只口述不记录扣1分 记录内容不全扣1分（日期、床号、姓名、病证、方法、穴位、签名）
终末评价		操作熟练、流畅 湿热敷部位准确，方法正确 及时更换敷料 护患沟通有效，患者满意	8	8	每项不符合要求各扣2分
合　计			100		

八、案例分析

病例描述：

患者，男，88岁，腰痛反复发作4年余，加重5天。未经系统治疗，上述症状在反复发作的基础上进行性加重，入冬尤甚。现患者腰痛，活动受限，弯腰及转侧加重，伴麻木、发凉，双下肢微乏力，偶心慌、胸闷，纳眠可，大便可，尿频，无尿痛。

既往史：2型糖尿病10余年，腰椎压缩性骨折6个月，脑梗死20余年，冠心病、慢性心功能不全10余年，前列腺增生9年，阵发性房颤7年。

个人史：生于山东潍坊市高密市，久居本地，无长期外地居住史，否认药物及毒品成瘾史。

过敏史、家族史：否认食物及药物过敏史。

婚育史：丧偶，子女均体健。

社会、心理状态：医保费用，家庭和睦，疾病部分认知。

体格检查：T36.5℃，P74次/分，R16次分，BP132/72mmHg。

心电图示：窦性心律ST-T改变。

辨症：

望（5）：患者面色红潮，舌红少苔，舌根苔厚。

闻（5）：患者倦怠懒言。

问（5）：患者腰痛，弯腰及转侧加重，伴灼热感，双下肢微乏力。

切（5）：脉沉弱。

主症（10）：腰痛，麻木，伴麻木、发凉。

兼症（10）：偶有心慌胸闷，尿频。

诊断（10）：腰痛病。

证属（10）：寒湿痹阻、气血两虚。

病因（5）：肾亏体虚，外邪侵袭，气滞血瘀。

病位（5）：腰。

辨症分析（10）：寒湿痹阻，阻滞经脉，气血运行不畅而发腰痛，凝滞营阴，闭阻气血，使腰府经气不运，得热则减。

技术操作方案（10）：

中医技术	穴位或部位
1.中药湿热敷	腰阳关
2.穴位贴敷	肾俞 腰阳关 环跳 委中
3.耳穴压豆	腰 肾 神门 肝
4.中药泡洗	足部
5.穴位按摩	脾俞 肾俞 腰阳关 中脘 气海

健康指导（10）：

（一）生活起居

1.保持病室环境安静，环境柔和，空气新鲜，温湿度适宜，避免噪音刺激而加重病情。

2.避免劳累、饱餐、情绪激动、便秘、感染等诱发因素，戒烟限酒。

3.起居有常，发作时休息，缓解期适当锻炼，如快步走、打太极拳等，以不感疲劳为度。

（二）饮食指导

寒湿痹阻者，宜食温经散寒，祛湿通络之品，如枸杞、薏苡仁、山药、冬瓜、丝瓜、萝卜等。食疗方：肉桂山药栗子粥等。

（三）情志调理

1.保持情绪稳定，避免不良刺激。

2.鼓励患者表达内心感受，针对性给予心理支持。

3.指导患者掌握自我排解不良情绪的方法，如音乐疗法、谈心释放法、转移法。

中药热熨敷技术

一、概念

中药热熨敷是将中药加热后装入布袋，在人体局部或一定穴位上移动，利用温热之力使药性通过体表透入经络、血脉，从而达到温经通络、行气活血、散寒止痛、祛瘀消肿等作用的一种操作方法。

二、基本知识

1. 操作目的

中药热熨敷可借助温热之力，将药性由表达里，通过皮毛腠理，循经运行，内达脏腑，疏通经络，温中散寒，畅通气机，镇痛消肿，调整脏腑阴阳，从而达到治病的目的。

2. 操作前准备

（1）选择用物：治疗盘、遵医嘱准备药物及器具、凡士林、棉签、纱布袋2个、大毛巾、纱布或纸巾、污物桶、手消液，必要时备屏风、毛毯、温度计。

（2）温度测定：将药物加热至60～70℃，老年患者、昏迷、小儿患者温度相应降低。

（3）禁忌：不宜中药热熨敷的疾病，如皮肤严重破损、开放性损伤等疾病不适宜采用。

3. 操作重点步骤

（1）评估患者当前主要临床表现、既往史，局部皮肤情况，嘱患者排空二便。

（2）取合理体位，暴露部位，注意保暖，屏风遮挡。

（3）先用棉签在药熨部位涂一层凡士林，将药袋放到患处或相应穴位处用力来回推熨，以患者能耐受为宜。力量要均匀，开始时用力较轻，速度可稍快，随着药袋温度的降低，力量可增大，同时速度减慢。药袋温度过低时，及时更换药袋。

（4）药熨操作过程中注意观察局部皮肤的颜色情况，及时询问患者对温度的感受。

三、适用范围

适用于风湿痹证引起的关节冷痛、酸胀、沉重、麻木；跌打损伤等引起的局部瘀血、肿痛；扭伤引起的腰背不适、行动不便；脾胃虚寒所致的胃脘疼痛、腹冷泄泻、呕吐等症状。

四、护理评估及观察要点

1. 评估病室环境，温度适宜。

2. 评估患者当前主要症状、既往史及药物过敏史、月经期及是否妊娠。

3. 对热和疼痛的耐受程度。

4. 中药热熨敷前评估患者热熨部位的皮肤情况。

5. 中药热熨敷过程中注意观察观察患者皮肤情况，询问有无不适感。

五、告知及注意事项

1.药熨前，嘱患者排空二便。

2.告知患者感觉局部温度过高或出现红肿、丘疹、瘙痒、水泡等情况时，应及时告知护士。

3.告知患者每次操作时间15～30分钟，每日1～2次。

4.孕妇腹部及腰骶部、大血管处、皮肤破损及炎症、局部感觉障碍处忌用。

5.操作过程中应保持药袋温度，温度过低则需及时更换或加热。

6.药熨温度适宜，一般保持50～60℃，不宜超过70℃，年老、婴幼儿及感觉障碍者，药熨温度不宜超过50℃。操作中注意保暖。

7.药熨过程中应随时听取患者对温度的感受，观察皮肤颜色变化，一旦出现水泡或烫伤时应立即停止，并给予适当处理。

六、操作流程图

【中药热熨敷技术操作流程及要点说明】

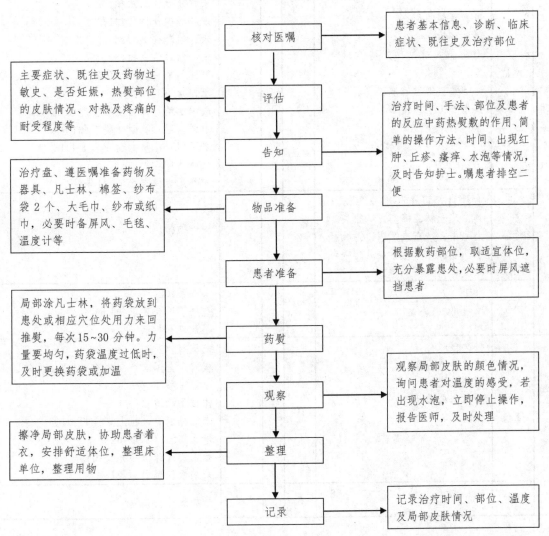

七、操作考核评分标准

项　目		要　求	应得分	扣分	扣分细则
素质要求		仪表大方，举止端庄，态度和蔼	5	5	头发、指甲、妆容不符合要求扣1分 举止不符合要求扣1分 态度不符合要求扣1分
		服装、鞋帽整齐，符合要求			衣兜内物品不分类放置扣1分 服装鞋帽不符合要求扣1分
操作前准备	护士	核对医嘱 遵照医嘱要求核对执行单	5		未核对床号扣1分 未核对姓名扣1分 未核对证型扣1分 未核对治疗方法扣1分 未核对部位扣1分
	评估	核对：床号、姓名、诊断 介绍 解释 患者理解与配合 评估环境 询问病人对热和疼痛的耐受程度 评估热熨部位的皮肤情况 嘱患者排空小便	10	24	未核对床尾卡扣1分 未核对腕带扣1分 未解释操作方法扣1分 未解释操作目的扣1分 未评估既往史扣1分 未评估过敏史扣1分 未评估禁忌症（如月经期、孕妇腹部、腰骶部禁用）扣1分 未评估治疗部位皮肤情况扣1分 未评估对热的耐受程度扣1分 未评估对疼痛的耐受程度扣1分 未评估环境扣1分 未嘱患者排空小便扣1分
	物品	治疗盘、遵医嘱准备药物及器具、凡士林、棉签、纱布袋2个、大毛巾、纱布或纸巾、污物桶、手消液，必要时备屏风、毛毯、温度计	6		缺一项扣1分
	护士	洗手 戴口罩	3		未洗手扣2分 洗手不符合要求扣1分 不戴口罩扣1分
操作流程	核对体位	再次核对 体位舒适合理 遮挡 暴露治疗部位 保暖	10	47	未核对扣2分 核对不全（床号、姓名、证型、方法、部位）每项扣1分 体位不舒适扣1分 未遮挡患者（拉上床幔）扣1分 未暴露治疗部位扣2分 暴露治疗部位不充分扣1分 未采取保暖措施扣1分
	加热	根据医嘱，将药物加热至60～	5		未加热药物扣5分

项　目		要　　求	应得分	扣分	扣分细则
		70℃ 药熨温度适宜，一般保持50～60℃，不宜超过70℃，年老、婴幼儿及感觉障碍者，药熨温度不宜超过50℃			加热药物温度不正确扣2分
	热熨敷	用棉签在药熨部位涂一层凡士林	5		未涂抹凡士林扣4分 涂抹面积过大或过小扣2分
		记录时间 将药袋放到患处或相应穴位处用力来回推熨，以患者能耐受为宜	8		未记录时间扣2分 部位或穴位不正确扣1分 未询问患者是否耐受扣3分
		力量要均匀，开始时用力要轻，速度可稍快，随着药袋温度的降低，力量可增大，同时速度减慢。药袋温度过低时，及时更换药袋或加温 每次15～30分钟，每日1～2次	10		力量不均匀扣2分 未口述用力方式扣8分 操作粗暴扣2分 操作手法不娴熟扣1分 未口述更换药袋或加温扣4分 未口述治疗时间扣2分 皮肤烫伤，终止操作
	观察宣教	观察局部皮肤颜色，有无烫伤或小水泡 询问患者的感觉 告知患者治疗后注意事项	6		未观察皮肤情况扣5分 未询问患者的感觉扣3分 未告知注意事项扣5分 告知内容不全（保暖、避风寒、禁抓挠、多饮水）每项扣1分
	评估	治疗结束后评估治疗部位情况并告知患者	3		未评估扣3分 未告知患者治疗部位情况扣2分
操作后	整理	协助患者整理衣物 合理安排体位 整理床单元	4	16	未协助患者整理衣物扣1分 安排体位不合理扣1分 未整理床单元扣2分 整理床单元不符合要求扣1分
		清理用物	3		用物处理不符合要求扣2分 未处理扣3分
	评价	询问患者的自我感觉 目标达到的程度 再次核对	3		未评价效果扣3分 评价不符合要求扣1分 未再核对扣2分
	记录	七步洗手法 记录 签名	6		未洗手扣2分 洗手不符合要求扣1分 未记录扣2分 只口述不记录扣1分 记录内容不全扣1分（日期、床号、姓名、病证、方法、穴位、签名、药熨温度、部位、实施时间及患者感受）
终末评价		操作熟练、流畅 治疗部位准确，方法正确	8	8	操作不熟练、流畅扣2分 治疗部位不准确扣2分

项　目	要　　求	应得分	扣分	扣分细则
	护患沟通有效，患者满意			方法不正确扣2分 无效护患沟通扣2分 患者不满意扣2分
合　计		100		

八、案例分析

病例描述：

患者，女，52岁，5年前胃部功能性消化不良，胃下垂。未经系统治疗，上述症状在反复发作的基础上进行性加重，天气变冷尤甚。现患者胃消化不良，胃下垂，纳呆，睡眠差，入睡困难，小便调，大便1日数次。

既往史：有痛经病史，胃下垂病史。

个人史：出生并生长于原籍，无长期外地居住史，否认药物及毒品成瘾史。

过敏史、家族史：否认食物及药物过敏史。

婚育史：适龄婚配，配偶及子女均体健。

社会、心理状态：医保费用，家庭和睦，疾病部分认知。

体格检查：T36.0℃，P96次/分，R19次分，BP101/68mmHg。

心电图示：窦性心动过速。

辨症：

望（5）：患者面色苍白，舌质淡，苔白。

闻（5）：患者怕冷怕风，手脚冷。

问（5）：患者喜进热饮热食，饮食不节，腹泻。

切（5）：脉紧或迟。

主症（10）：胃下垂，腹泻，痛经。

兼症（10）：纳呆，睡眠差，入睡困难，小便调，大便1日数次。

诊断（10）：胃脘痛。

证属（10）：脾胃虚寒。

病因（5）：素体阳虚，肝气犯胃，瘀血停胃，饮食伤胃。

病位（5）：胃、子宫。

辨症分析（10）：脾胃虚寒，同脾阳虚，因饮食失调、过食生冷，劳倦过度、或久病或忧思伤脾等所致。

技术操作方案（10）：

中医技术	穴位或部位
1.穴位贴敷	中脘　天枢　神阙　胃腧
2.耳穴压豆	神门　脾　胃　心　皮质下　内分泌
3.中药热熨敷	胃部、下腹部
4.穴位按摩	中脘　对侧天枢　内关　同侧足三里　同侧胆囊
5.艾灸	中脘　内关　足三里　下腹部　神阙　三阴交

健康指导（10）：

（一）生活起居

1.生活起居有规律，保证充足睡眠，根据气候变化，适当增减衣被，注意胃脘部保暖，防止受寒。

2.加强锻炼，可以参加适量的健身运动。避免劳累。

3.行经时少食生冷瓜果，勿涉冷水，忌坐卧潮湿之地，注意下腹部保暖，避免寒冷刺激。

4.行经期间绝对禁止房事。

5.注意个人卫生及外阴清洁，勤换卫生垫及内裤。

（二）饮食指导

饮食以质软、少渣、易消化、定时进食、少量多餐为原则。宜细嚼慢咽，减少对胃黏膜的刺激；忌辛辣、肥甘、过咸、过酸、生冷之品，戒烟酒、浓茶、咖啡。切勿饥饱不一冷热不均，暴饮暴食。

脾胃虚寒者，进食温中健脾的食物，如猪肚、鱼肉、羊肉、鸡肉、桂圆、大枣、莲子、生姜等。食疗方：桂圆糯米粥等。

（三）情志调理

1.保持心情舒畅、乐观情绪，克制情绪波动。

2.鼓励患者表达内心感受，针对性给予心理支持。 3.指导患者掌握自我排解不良情绪的方法，如音乐疗法、谈心释放法、转移法。

冰硝散外敷技术

一、概念

冰硝散外敷技术是将芒硝、冰片按一定的比例混合后，研碎装入特制布袋中敷贴于患处的一种外治法，以达到消肿止痛、软坚散结的目的。

二、基本知识

1. 操作目的

冰硝散具有消肿清热，止痛生肌之功效。通过冰硝散外敷可缓解因各种原因所引起的红、肿、热、痛以及水肿等，从而达到清热解毒、消肿散结止痛。

2. 操作前准备

（1）选择用物：治疗盘、冰硝散、布袋、一次性中单、医嘱执行单、记录单、尺子、记号笔、纱布、污物桶、手消液。

（2）配制：根据患者外敷部位的大小选用合适的布袋，冰消散按10：2000的比例均匀混合后的装入布袋，布袋内的冰消散厚薄要均匀，固定松紧适宜。

（3）禁忌：皮肤过敏慎用，皮肤破溃者禁用。

3. 操作重点步骤

（1）评估患者当前主要临床表现、既往史，局部皮肤情况。

（2）协助患者取合理、舒适体位，暴露外敷部位皮肤，注意保暖。

（3）将装好的药袋平摊于患处，绷带固定，松紧以伸入一指为宜。外敷时间4～6小时，根据患者的耐受能力，可适当缩短或延长1～2小时。

（4）观察患者局部皮肤及末梢血运情况。

三、适用范围

淋巴或静脉回流障碍所致的肿胀、皮肤发硬。

四、护理评估及观察要点

1. 评估病室环境，温度适宜。

2. 评估患者当前主要症状、既往史及药物过敏史。

3. 评估患者体质是否适宜中药。

4. 评估外敷部位的皮肤情况。

5. 外敷过程中观患者局部皮肤情况。

五、告知及注意事项

1. 外敷时间为4～6小时。一般2～3小时更换一次，浮肿明显者可以1小时更换一次，以湿为度。

2.局部皮肤出现不适时，及时告知护士。

3.外敷的过程中，局部会有发凉的感觉。

4.治疗结束后皮肤会有渗出的液体。

5.将冰硝散装入布袋后厚薄要均匀，固定松紧适宜。

6.敷药期间观察患者局部及全身情况，如出现红疹、瘙痒等过敏现象时，立即报告医生，停止用药并及时处理。

7.根据患者外敷部位的大小选择合适的布袋。

六、操作流程图

【冰硝散外敷技术操作流程及要点说明】

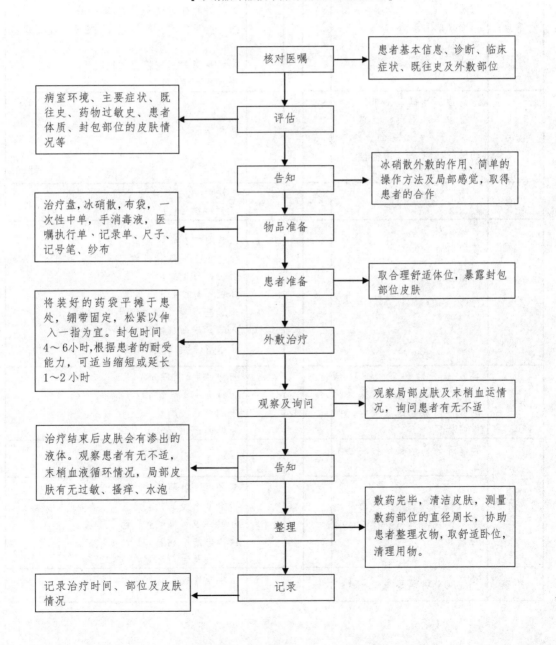

七、操作考核评分标准

项　目	要　求	应得分	扣分	扣分细则
素质要求	仪表大方，举止端庄，态度和蔼	5	5	每项不符合要求各扣1分
	服装、鞋帽整齐，符合要求			服装及鞋帽不符合要求各扣1分
护士	核对医嘱 遵照医嘱要求核对执行单	6		未核对床号、姓名、证型、治疗方法、外敷部位各扣1分
评估	核对：床号、姓名、诊断 介绍 解释 患者理解与配合 评估环境	10	25	未核对床尾卡扣1分 未核对腕带扣1分 未解释操作方法和目的各扣1分 未告知可能发生的情况（如红疹、瘙痒）扣1分 未评估患处皮肤情况扣1分 未评估环境扣1分
物品	治疗盘、冰硝散、布袋、一次性中单、医嘱执行单、记录单、尺子、记号笔、纱布、药钵、晾药盒、污物桶、手消液	6		缺一项扣1分
护士	洗手 戴口罩	3		未洗手扣2分；洗手不符合要求扣1分 不戴口罩扣1分
核对体位	再次核对 体位舒适合理 遮挡 暴露外敷部位 保暖	8		未核对扣2分 核对不全（床号、姓名、证型、方法、敷药部位）每项扣1分 体位不舒适扣2分 未遮挡患者（拉上床幔）扣1分 未暴露或暴露敷药部位不充分扣1分 未采取保暖措施扣1分
定位	再次检查敷药部位皮肤情况，根据敷药部位选择合适的布袋，测量患肢周长，并做好标记	7	47	未评估定位扣3分 布袋大小不合适扣2分 未测量患肢周长扣3分 未做标记扣2分
外敷治疗	检查布袋内药物是否混合均匀	5		未检查扣5分
	将装好的药袋平摊于患处，系带固定，松紧以伸入一指为宜	15		未平摊外敷药物扣5分 松紧度不合适扣3分 外敷部位不准扣5分 操作手法不娴熟扣1分 未做到及时与患者沟通扣2分
观察	15～30分钟巡视患者一次，	6		未观察外敷固定情况扣3分

项　目	要　　求	应得分	扣分	扣分细则
宣教	观察局部皮肤，询问患者有无不适 外敷时间2～3小时，如有药液渗出可适当缩短外敷时间 告知外敷后病人应注意的事项			未告知患者外敷时间扣2分 未询问患者的感觉扣1分 未告知注意事项扣5分 未观察病情变化扣1分
治疗结束	取下药袋，清洁皮肤 药物置于晾药盒内，阴凉通风处晾干备用	3		未观察扣3分 未在阴凉通风处晾干备用扣1分
评估	评估敷药部位皮肤情况和末梢循环情况，并告知患者	3		未评估扣3分 未告知患者外敷部位情况扣2分 未测量扣2分
整理	协助患者整理衣物 合理安排体位 整理床单元	4		未协助患者整理衣物扣1分 安排体位不合理扣2分 未整理床单元扣2分 整理床单元不符合要求扣1分
	清理用物 外敷药物处理符合要求	3		用物处理不符合要求扣2分 未清洁皮肤扣1分 未处理扣3分
评价	询问患者的自我感觉 目标达到的程度 再次核对	3	15	未评价效果扣3分 评价不符合要求扣1分 未再核对扣2分
记录	七步洗手法 记录 签名	5		未洗手扣2分 洗手不符合要求扣1分 未记录扣2分；只口述不记录扣1分 记录内容不全扣1分（日期、床号、姓名、病证、方法、外敷部位、签名）
终末评价	操作熟练、流畅、方法正确 外敷部位准确 护患沟通有效，患者满意	8	8	每项不符合要求各扣2分
合　计		100		

八、案例分析

病例描述：

患者，男，72岁，右下肢粗肿、胀痛1天，门诊以"下肢深静脉血栓形成"收入院。现右下肢粗肿、胀痛，皮色暗红，皮温高，小腿腓肠肌饱满紧韧。无胸闷、咳嗽、咯血等症状，纳眠可，二便调。

既往史："高血压"病史8年。

个人史：出生并生长于山东省济南市天桥区，无长期外地居住史，无嗜酒史，无吸烟史，否认药物及毒品成瘾史。

过敏史：否认食物及药物过敏史。

家族史：否认家族性遗传病史。

婚育史：适龄婚育，配偶及子女均体健。

社会、心理状态：医保费用，家庭和睦，疾病部分认知。

体格检查：体温T 36.3℃，P 84次/分，R 17次/分，BP 162/96mmHg。心电图示：心界不大，心率84次/分，心律齐整，各瓣膜听诊区未闻及杂音，未闻及心包摩擦音。

辩证：

望（5）：患者面色红润，舌红，苔黄。

闻（5）：患者语气清,气息平。

问（5）：患者右下肢粗肿、胀痛，无胸闷、咳嗽、咯血等症状。

切（5）：脉弦滑。

主症（10）：右下肢粗肿、胀痛。

兼症（10）：高血压。

诊断（10）：股肿。

症属（10）：湿热下注证。

病因（5）：素食烟酒厚味，湿热蕴结，下注肢体。

病位（5）：右下肢。

辨症分析（10）：综合脉证，四诊合参，本病属于中医"股肿"的范畴。瘀血痹阻脉络，水湿潴留外溢，故肢体肿胀、疼痛。

技术操作方案（10）：

中医技术	穴位或部位
1.冰硝散外敷	右下肢
2.耳穴压豆	降压沟、皮质下、交感、内分泌、心、肝
3.穴位贴敷	涌泉

健康指导（10）：

（一）生活起居

1.急性期应卧床休息，抬高患肢高于心脏水平20～30cm。

2.避免挤压、搬动、热敷患肢，防止血栓脱落，并发肺栓塞。

3.恢复期避免久行久立，下地活动时指导患者正确使用弹力绷带或医用弹力袜。

（二）饮食指导

宜食清热利湿的食品，如赤小豆、绿豆、薏苡仁、小米等。食疗方：薏苡仁赤小豆粥。

（三）情志调理

1.向患者讲解疾病的病因、危险因素，使患者积极配合治疗。

2.责任护士多与患者沟通，了解其心理状态，及时予以心理疏导。

3.鼓励家属多陪伴患者，亲朋好友给予情感支持。

中药涂药技术

一、概念

中药涂药技术是将中药制成水剂、酊剂、油剂、膏剂等剂型，涂抹于患处或涂抹于纱布外敷于患处，达到祛风除湿、解毒消肿、止痒镇痛的一种操作方法。

二、基本知识

1. 操作目的

将水剂、膏剂、散剂等方剂涂抹于皮肤相应部位，以达到祛风除湿、解毒消肿、止痒镇痛的目的。如：冰硼散涂抹咽喉，治疗咽喉红肿等病症。云南白药加鸡蛋清外涂法，具有消肿止痛、收敛的功效，可改善上颌窦根治术后面颊肿胀。生姜涂擦外敷缓解化疗引起的局部疼痛。

2. 操作前准备

（1）选择用物：治疗盘、中药制剂、治疗碗、弯盘、涂药板（棉签）、镊子、盐水棉球、纱布或棉纸、胶布或弹力绷带、治疗巾、污物桶、手消液，必要时备中单、屏风、大毛巾。

（2）各类剂型用法：混悬液先摇匀后再用棉签涂抹；水、酊剂类药物用镊子夹棉球蘸取药物涂擦，干湿度适宜，以不滴水为度，涂药均匀；膏状类药物用棉签或涂药板取药涂擦，涂药厚薄均匀，以2~3mm为宜；霜剂应用手掌或手指反复擦抹，使之渗入肌肤。

（3）禁忌：脓头部位不宜涂药。

3. 操作重点步骤

（1）评估患者当前主要临床表现、既往史，局部皮肤情况。

（2）协助患者取合理、舒适体位，暴露涂药部位皮肤，注意保暖。

（3）将中药制剂均匀涂抹于患处或涂抹于纱布外敷于患处，范围超出患处1~2cm为宜。

（4）涂药过程中随时询问患者有无不适。

三、适用范围

适用于跌打损伤、烫伤、烧伤、疖痈、静脉炎等。

四、护理评估及观察要点

1. 评估病室环境，温度适宜。

2. 评估患者主要症状、既往史、药物过敏史、是否妊娠。

3. 评估患者对疼痛的耐受程度。

4. 评估患者涂药部位的皮肤情况。

5. 评估患者心理合作程度。

6. 涂药过程中观患者局部皮肤情况、有无不适反应。

五、告知及注意事项

1. 涂药后如出现痛、痒、胀等不适，应及时告知护士，勿擅自触碰或抓挠局部皮肤。

2.涂药后若敷料脱落或包扎松紧不适宜，应及时告知护士。

3.涂药后可能出现药物颜色、油渍等污染衣物的情况。

4.中药可致皮肤着色，数日后可自行消退。

5.婴幼儿颜面部、过敏体质者及妊娠患者慎用。

6.涂药前需清洁局部皮肤。

7.涂药不宜过厚以防毛孔闭塞。

8.涂药后，观察局部及全身的情况，如出现丘疹、瘙痒、水泡或局部肿胀等过敏现象，停止用药，将药物擦洗干净并报告医生，配合处理。

9.患处若有敷料，不可强行撕脱，可用生理盐水棉球沾湿敷料后再揭，并擦去药迹。

六、操作流程图

【中药涂药技术操作流程及要点说明】

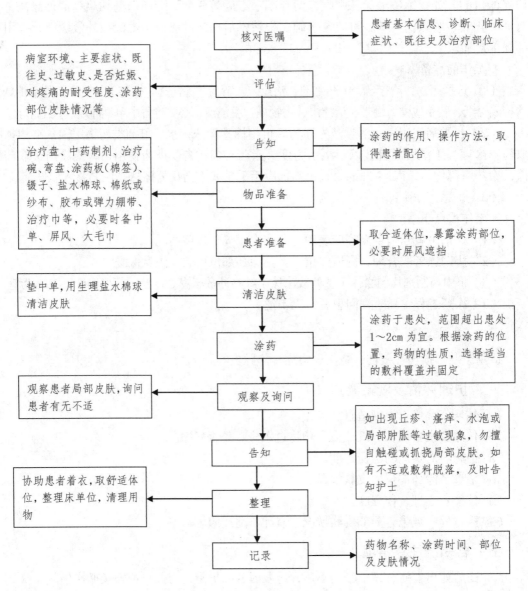

七、操作考核评分标准

项　目	要　求	应得分	扣分	扣分细则
素质要求	仪表大方，举止端庄，态度和蔼	5	5	每项不符合要求各扣1分
	服装、鞋帽整齐，符合要求			服装及鞋帽不符合要求各扣1分
护士	核对医嘱 遵照医嘱要求核对执行单	6		未核对床号、姓名、证型、治疗方法、部位各扣1分
评估	核对：床号、姓名、诊断 介绍 解释 患者理解与配合 评估患者 评估环境	10	25	未核对床尾卡扣1分 未核对腕带扣1分 未解释操作方法和目的各扣1分 未告知可能发生的情况（如色素沉着）扣1分 未评估禁忌症（如妊娠、婴幼儿、颜面部、过敏体质者）扣1分 未评估患处皮肤情况扣1分 未评估环境扣1分
物品	治疗盘、中药制剂、治疗碗、弯盘、涂药板（棉签）、镊子、盐水棉球、纱布或棉纸、胶布或弹力绷带、治疗巾、污物桶、手消液，必要时备中单、屏风、大毛巾	6		缺一项扣1分
护士	洗手 戴口罩	3		未洗手扣2分；洗手不符合要求扣1分 不戴口罩扣1分
核对体位	再次核对 确定涂药部位 体位舒适合理 遮挡 暴露涂抹部位 保暖	8	47	未核对扣2分 核对不全（床号、姓名、证型、方法、部位）每项扣1分 体位不舒适扣2分 未遮挡患者（拉上床幔）扣1分 未暴露涂药部位扣2分 暴露涂药部位不充分扣1分 未采取保暖措施扣1分
定位	评估涂药部位的皮肤情况 再次询问药物过敏史	7		未评估皮肤情况扣3分 未再次询问药物过敏史扣4分
	铺垫中单	5		未铺垫中单扣5分
	用生理盐水棉球清洁皮肤并观察局部皮肤情况	5		清洁皮肤后未观察局部皮肤扣3分，未清洁皮肤扣2分
涂药	将中药制剂均匀涂抹于患处或涂抹于纱布外敷于患处，范围超出患处1~2cm为宜。根据涂药的部位、药物的性质，必要时选择适当的敷料覆盖并固定。	10		涂药部位与评估治疗部位不符每处扣5分 涂药范围不准确扣5分 操作手法不娴熟扣1分

续表

项 目	要 求	应得分	扣分	扣分细则
观察宣教	观察局部及全身的情况 询问患者的感觉 告知患者涂药后注意的事项	6		未观察患者涂药部位的皮肤扣3分 未告知患者涂药保留时间扣2分 未询问患者的感觉扣1分 未告知注意事项（勿抓挠）扣5分
治疗结束	将药物擦洗干净	3		擦拭手法粗暴扣1分 擦拭不干净扣2分
评估	评估涂药部位情况 并告知患者	3		未评估扣3分 未告知患者涂药部位情况扣2分
整理	协助患者整理衣物 合理安排体位 整理床单元	4		未协助患者整理衣物扣1分 安排体位不合理扣1分 未整理床单元扣2分 整理床单元不符合要求扣1分
	清理用物 中药处理符合要求	3		用物处理不符合要求扣2分 未处理扣3分
评价	询问患者的自我感觉 目标达到的程度 再次核对	3	15	未评价效果扣3分 评价不符合要求扣1分 未再核对扣2分
记录	七步洗手法 记录 签名	5		未洗手扣2分 洗手不符合要求扣1分 未记录扣2分 只口述不记录扣1分 记录内容不全扣1分（日期、床号、姓名、病证、方法、穴位、签名）
终末评价	操作熟练、流畅 涂药部位准确，方法正确 各类剂型用法准确 护患沟通有效，患者满意	8	8	每项不符合要求各扣2分
合 计		100		

八、案例分析

病例描述：

患者，男，67岁，长期从事重体力劳动。10年前患者双下肢出现青筋迂曲、扩张，未予重视，症状逐渐加重，久行久立后或劳累后双下肢沉胀不适。1周前，患者右股部内侧出现硬结红肿疼痛，门诊以"血栓性浅静脉炎"收入院。现患者双下肢青筋迂曲、扩张，局部成瘤样变，右股部内侧硬结红肿疼痛，久行久立后或劳累后双下肢沉胀不适，纳可眠差，入睡困难，二便调。

既往史：既往"右下肢深静脉血栓形成"病史3年。2003年因肝囊肿于济南90医院行手术治疗。

个人史：生于安徽，1955年迁至济南，后久居济南，无长期外地居住史，无嗜酒史，无吸烟史，否认药物及毒品成瘾史。

过敏史：否认食物及药物过敏史。

家族史：否认家族性遗传病史。

婚育史：适龄婚育，配偶及儿子均体健。

社会、心理状态：医保费用，家庭和睦，疾病部分认知。

体格检查：T36.3℃，P66次/分，R17次/分，BP104/72mmHg。

心电图示：心界不大，心律齐整，各瓣膜听诊区未闻及杂音，未闻及心包摩擦音。

辩证：

望（5）：患者表情自然，面色红润，舌红，苔黄。

闻（5）：患者语气清，气息平。

问（5）：患者右股部内侧硬结红肿疼痛。

切（5）：脉弦滑。

主症（10）：双下肢青筋迂曲、扩张，局部成瘤样变，右股部内侧硬结红肿疼痛，压痛明显。

兼症（10）：患者双下肢青筋迂曲、扩张，局部成瘤样变，久行久立或劳累后双下肢沉胀不适，眠差，入睡困难，眠差。

诊断（10）：青蛇毒。

证属（5）：湿热下注。

病因（5）：筋脉薄弱，加之后天久劳，耗伤气血，筋脉瘀阻，久而盘曲交错而成筋瘤，湿热蕴结，留滞经脉，痹阻不通而成。

病位（5）：右股部。

辨症分析（10）：患者先天禀赋不足，筋脉薄弱，加之后天久劳，耗伤气血，筋脉瘀阻，久而盘曲交错而成筋瘤，湿热蕴结，留滞经脉，痹阻不通而成，故见筋脉红肿热痛，有硬结或硬条索状物。

技术操作方案（10）：

中医技术	穴位或部位
1.中药涂药	右股部内侧
2.耳穴压豆	心、神门、皮质下、肝、肾
3.中药湿敷	右股部内侧

健康指导（10）：

（一）生活起居

1. 保持病室环境安静，环境柔和，空气清新，温湿度适宜。

2. 避免劳累，注意休息，适度活动；忌烟酒。

（二）饮食指导

宜食清热利湿的食品，如赤小豆、绿豆、薏苡仁、小米等。食疗方：薏苡仁赤小豆粥。

（三）情志调理

1.向患者讲解疾病的病因、危险因素，使患者积极配合治疗。

2.责任护士多与患者沟通，了解其心理状态，及时予以心理疏导。

3.鼓励家属多陪伴患者，亲朋好友给予情感支持。

中药热奄包

一、概念

中药热奄包技术，是将加热好的中药药包置于身体的患病部位或身体的某一特定位置如穴位上。通过奄包的热蒸气使局部的毛细血管扩张、血液循环加速，利用其温热达到温经通络、调和气血、祛湿驱寒为目的的一种外治方法。

二、基本知识

1. 操作目的

通过中药热奄包外敷达到消肿止疼，活血化瘀、消肿利湿、通经走络的作用以减少疾病发作次数或减轻发作的程度。

2. 操作前准备

（1）选择用物：治疗盘、药桶、配置好的中药、布袋、毛巾、治疗巾、污物桶、手消液，必要时备屏风

（2）禁忌：但对于阴虚内热、实热患者应禁用，有消化道出血危险的患者也应该慎用。

3. 操作重点步骤

（1）评估患者当前主要临床表现、既往史，局部皮肤情况。

（2）协助患者取合理、舒适体位，暴露热奄部位，再次检查局部皮肤情况。

（3）将药包加热用毛巾将热药包包好，敷于病患部位，注意保暖。

（4）治疗过程中随时询问患者有无不适。

三、适用范围

各种原因引起的腹胀、腹痛;关节冷痛、酸胀、麻木、沉重；脾胃虚弱所致的胃痛、寒性呕吐等。

四、护理评估及观察要点

1.评估病室环境，室温适宜。

2.评估患者当前主要症状、临床表现、既往史及药物过敏史。

3.评估患者体质及热奄部位皮肤情况。

4.评估患者心理状况。

5.治疗过程中随时观察患者局部皮肤情况、全身情况，主动询问患者感受。

五、告知及注意事项

1.告知患者治疗过程中局部皮肤可能出现烫伤等情况。

2.告知患者治疗过程中局部皮肤产生的烧灼、热烫的感觉应立即停止治疗。

3.告知患者治疗过程中局部皮肤可能出现水泡。

4.加热过程中，只可以用中火加热，在使用3-5次后先用清水喷湿布袋，然后再放于微波炉内加热。

5.热奄包加热后放于热奄部位，必须先试温度，以免烫伤。

6.留药20～30分钟，揭开被子取出药包并擦干局部。用药时间每次应间隔5小时。

7.热奄后半小时内不要用冷水洗手或洗澡，要喝较平常多量的温开水有助于排出体内毒素。

8.饭后1小时内不宜热奄；脉搏超过90次以上禁热奄；过饥、过饱、醉酒、孕妇禁热奄；皮肤破溃、炎症部位禁热奄。

六、操作流程图

【中药热奄包技术操作流程及要点说明】

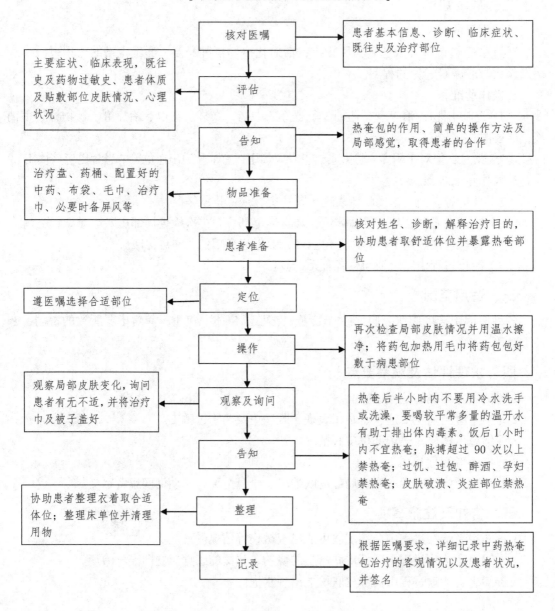

七、操作考核评分标准

项 目		要 求	应得分	扣分	扣分细则
素质要求		仪表大方，举止端庄 态度和蔼	5	5	每项不符合要求各扣1分
		服装、鞋帽整洁，符合要求			服装及鞋帽不符合要求各扣1分
操作前准备	护士	核对医嘱 遵照医嘱要求核对执行单	6	25	未核对床号、姓名、证候、治疗方法、穴位名称或部位各扣1分
	评估	核对：床号、姓名、诊断 介绍 解释 患者理解与配合 嘱患者排空二便评估环境	10		未核对床尾卡扣1分。 未核对腕带扣1分 未解释操作方法和目的各扣1分 未询问过敏史扣1分 未告知可能发生的情况（如小水泡、灼热感）扣1分 未评估禁忌症（如孕妇腰骶部、感觉神经功能障碍、皮肤溃疡等）扣1分 未评估热奄包部位皮肤情况扣1分 未询问二便情况扣1分 未评估环境扣1分
	物品	治疗盘、配置好的已加热的中药布袋、毛巾、治疗巾、纱布、污物桶、手消液，必要时备屏风	6		缺一项扣1分
	护士	洗手 戴口罩	3		未洗手扣2分 洗手不符合要求扣1分 不戴口罩扣2分 戴口罩不符合要求及存储不符合要求各扣1分
操作流程	核对体位	再次核对 明确治疗部位 必要时确定手指同身寸 体位舒适合理 遮挡 暴露治疗部位 保暖	10	45	未核对扣2分 核对不全（床号、姓名、证候、方法、穴位或部位）每项扣1分 未使用手指同身寸或其它骨度测量法扣2分 使用手指同身寸方法不正确扣1分 体位不舒适扣2分 未口述遮挡患者（拉上床幔或遮挡屏风）扣1分 未暴露或暴露治疗部位不充分扣1分 未采取保暖措施扣1分
	定位	选取合适部位 显示定位方法同时口述取穴方法	5		部位选择错误扣2分 取穴错误每穴扣2分 口述与实际不符扣1分

	热奄	清洁治疗部位皮肤 选择大小合适的热奄包 热奄包温度应保持在50~60℃,老人、婴幼儿及感觉障碍者不宜超过50℃ 毛巾包裹热奄包与治疗部位贴紧保暖 治疗时间20~30分钟,间隔时间5小时	15		未清洁热奄部位皮肤扣2分 热奄包大小选择不当扣2分 热奄包温度不符合要求扣5分（口述） 热奄包未用毛巾包裹直接接触治疗部位扣2分 热奄包与治疗部位贴合不紧密扣2分 热奄包位置与所选部位不符扣5分 未采取保暖措施扣1分 治疗时间不符合要求扣2分（口述） 治疗过程皮肤烫伤终止操作
	观察	观察局部皮肤及病情变化 皮肤有无烫伤或小水泡 询问患者的感觉 告知热奄后病人应注意的事项	10		未观热奄部位皮肤情况扣2分 未询问患者感觉扣2分 未告知注意事项扣3分 告知内容不全（保暖、半小时内禁冷水洗手及洗澡、多饮温水）每项扣1分
	评估	清洁局部皮肤 评估热奄部位情况并告病人 保暖	5		未清洁皮肤扣2分 擦拭方法（点擦）不当扣1分 未告知病人热奄部位情况扣2分 未给予保暖扣2分
操作后	整理	合理安排体位 整理床单元 清理用物 物品处理符合要求（口述）	5	15	安排体位不合理扣1分 未整理床单元扣2分 整理床单元不到位扣1分 未处理用物扣2分 用物处理不符合要求扣1分
	评价	评价患者的感受 再次核对 目标达到的程度	5		未评价效果扣3分 未再次核对扣2分 核对不全（床号、姓名、证型、方法、穴位或部位）每项扣1分
	洗手记录	七步洗手法 按要求记录 签名	5		未洗手扣2分 洗手不符合要求（只口述不做）扣1分 未记录扣2分 只口述不记录扣1分 记录内容不全扣1分（日期、床号、姓名、病证、方法、穴位或部位、评价、签名）
总体要求		操作熟练、流畅 热奄包使用符合要求 治疗过程中皮肤无损伤	10	10	每项不符合要求各扣2分

	护患沟通有效 患者感觉满意			
合 计		100		

八、案例分析

病例描述：

患者，男，45岁，反复胃脘部疼痛3年余，未经系统治疗，平素饮食不规律，大酒大肉。现患者胃痛隐隐，绵绵不休，喜温喜按，遇寒冷则重，泛吐清水，食欲不振，神疲乏力，四肢倦怠，手足不温，面色㿠白、虚浮，大便溏薄，舌淡苔白，脉虚弱。

既往史：慢性萎缩性胃炎2年。

个人史：出生并生长于原籍，无长期外地居住史，否认药物及毒品成瘾史。

过敏史、家族史：否认食物及药物过敏史。

婚育史：适龄婚配，配偶及子女均体健。

社会、心理状态：医保费用，家庭和睦，疾病部分认知。

体格检查：T36.6℃，P68次/分，R16次分，BP122/76mmHg。

心电图示：正常。

辨症：

望（5）：患者面色㿠白、虚浮，舌淡苔白。

闻（5）：患者倦怠懒言。

问（5）：患者胸闷胸痛，头晕胀痛，周身乏力，畏冷。

切（5）：脉虚弱。

主症（10）：胃痛隐隐，绵绵不休，喜温喜按，遇寒冷则重。

兼症（10）：泛吐清水，食欲不振，神疲乏力，四肢倦怠，手足不温，大便溏薄。

诊断（10）：胃脘痛。

证属（10）：脾胃虚寒。

病因（5）：禀赋不足，脾胃受损，外感寒邪，内克于胃。

病位（5）：胃。

辨症分析（10）：脾胃受损，外感寒邪，和降失司，气机阻滞，不通则痛；脾胃虚弱，胃失濡养，不荣则痛。

技术操作方案（10）：

中医技术	穴位或部位
1.中药热奄包	胃脘部
2.穴位贴敷	中脘、胃俞、足三里、梁丘
3.穴位按摩	中脘、天枢、气海
4.耳穴贴压	脾、胃、交感、神门、肝胆、内分泌
5.艾灸	中脘、气海、关元、足三里

健康指导（10）：

（一）生活起居

1.病室安静、整洁，空气清新，温湿度适宜。

2.生活规律，劳逸结合，适当运动，保证睡眠，急性发作时宜卧床休息。

3.指导患者养成良好的饮食卫生习惯，制定推荐食谱，改变以往不合理的饮食结构。

4.指导患者注意保暖，避免腹部受凉，根据气候变化及时增减衣服

（二）饮食指导

进食温中健脾的食物，如猪肚、鱼肉、羊肉、鸡肉、桂圆、大枣、莲子、生姜等。食疗方：桂圆糯米粥等。

（三）情志调理

1.多与患者沟通，了解其心理状态，指导其保持乐观情绪。

2.针对患者忧思恼怒、恐惧紧张等不良情志，指导患者采用移情相制疗法，转移其注意力，淡化、甚至消除不良情志；针对患者焦虑或抑郁的情绪变化，可采用暗示疗法或顺情从欲法。

3.鼓励家属多陪伴患者，给予患者心理支持。

4.鼓励病友间多沟通交流疾病防治经验，提高认识，增强治疗信心。

5.指导患者和家属了解本病的性质，掌握控制疼痛的简单方法，减轻身体痛苦和精神压力。

中药封包技术

一、概念

中药封包技术，是将加热好的中药药包置于身体的患病部位、关节或身体的某一特定位置得穴位上。通过药包的热蒸汽使局部的血液循环加速，利用其温热达到活血化瘀、温通经络、祛湿除寒、调和气血为目的的一种外治方法。

二、基本知识

1.操作目的

中药封包直接作用于患病部位，可发挥活血化瘀、疏通经络、祛风除湿、消肿止痛、强筋壮骨、行气止痛等作用。

2.操作前准备

（1）思想准备：在治疗前,医者和患者双方都必须做好思想准备,然后才可以进行。

（2）选择用物：治疗盘、四种型号中药封包、中单、棉垫、毛巾、测温计、污物桶、手消液。

（3）辨症选药：将备好的药物稍打碎，装入棉布袋内，扎好袋口。袋分：特大15cm×15cm，大10cm×10cm，中5cm×5cm，小<5cm×5cm四种型号。

3.操作重点步骤

（1）评估患者当前主要临床表现、既往史，局部皮肤情况，嘱患者排空二便，调节室温。

（2）清洁局部皮肤，根据患处情况，选择型号合适的封包。

（3）敷药初，先轻提药袋，使其间断接触皮肤，至表面温度45～50℃适宜时将药袋热敷患处或治疗部位。初始时，让患者感受温度是否适宜，5～10分钟能耐受后用中单或棉垫外包保温，其他暴露部位注意保暖，20～30分钟后取下，每日1～2次，封包可重复加热使用，用后晾干。

（4）观察患者局部皮肤情况，询问有无不适感，避免皮肤烫伤。

三、适用范围

适用于各种急慢性疾病引起的疼痛症状：颈椎病、落枕、腰椎间盘突出症、腰肌劳损、肩周炎、骨关节炎、胃痛、腹胀、痛经、盆腔炎、尿潴留、滑囊炎、肋软骨炎、腱鞘炎、强直性脊柱炎等，中风恢复期患者的关节功能障碍，如关节强直、挛缩、肿痛等症状。

四、护理评估及观察要点

1.评估病室环境及室温。

2.评估患者当前主要临床表现、既往史，局部皮肤情况，有无感觉迟钝/障碍，对热的耐受程度、心理状态。

3.评估患者对热的耐受程度。

4.评估患者体质及局部皮肤情况。

5.观察患者局部皮肤情况，询问有无不适感，避免皮肤烫伤。

五、告知及注意事项

1.告知患者基本原理、作用及简单操作方法。

2.告知患者衣着宽松。

3.告知患者局部有灼热感或出现红肿、丘疹等情况时，应及时告知护士。

4.告知患者操作时间一般为30～60分钟。

5.局部皮肤有创面或溃疡者、体质衰弱和高热患者、急性化脓性炎症、肿瘤、结核、脑动脉硬化、心肾功能衰竭、有不明肿块、出血倾向及出血性疾病、有温热感觉障碍以及婴幼儿童禁用封包技术。

6.患者皮肤发红或出现过敏现象，应立即报告医生。

7.妊娠期、哺乳期、月经期慎用。

8.操作后休息半小时，注意防寒保暖。

9.操作中包裹封包塑形方法正确，拘挛肢体尽量伸展，保持功能位。

10.治疗结束后嘱患者休息，保持情绪安定，饮食宜清淡，忌食生冷油腻之品。

六、操作流程图

【中药封包技术操作流程及要点说明】

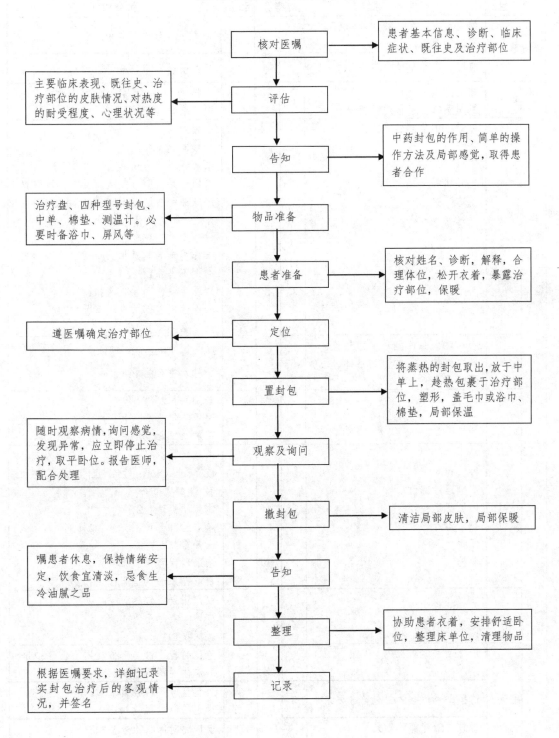

核对医嘱 → 患者基本信息、诊断、临床症状、既往史及治疗部位

主要临床表现、既往史、治疗部位的皮肤情况、对热度的耐受程度、心理状况等 ← 评估

告知 → 中药封包的作用、简单的操作方法及局部感觉，取得患者合作

治疗盘、四种型号封包、中单、棉垫、测温计。必要时备浴巾、屏风等 ← 物品准备

患者准备 → 核对姓名、诊断，解释，合理体位，松开衣着，暴露治疗部位，保暖

遵医嘱确定治疗部位 ← 定位

置封包 → 将蒸热的封包取出，放于中单上，趁热包裹于治疗部位，塑形，盖毛巾或浴巾、棉垫，局部保温

随时观察病情，询问感觉，发现异常，应立即停止治疗，取平卧位。报告医师，配合处理 ← 观察及询问

撤封包 → 清洁局部皮肤，局部保暖

嘱患者休息，保持情绪安定，饮食宜清淡，忌食生冷油腻之品 ← 告知

整理 → 协助患者衣着，安排舒适卧位，整理床单位，清理物品

根据医嘱要求，详细记录实封包治疗后的客观情况，并签名 ← 记录

七、操作考核评分标准

项目		要 求	应得分	扣分	扣分细则
素质要求		仪表大方，举止端庄 态度和蔼	5	5	每项不符合要求各扣2分
		服装、鞋帽整洁，符合要求			服装及鞋帽不符合要求各扣1分
操作前准备	护士	核对医嘱 遵照医嘱要求核对执行单	6		未核对床号、姓名、证候、治疗方法、穴位名称各扣2分
	评估	核对：床号、姓名、诊断 介绍 解释 患者理解与配合 评估环境	10	25	未核对床尾卡扣2分 未核对腕带扣2分 未解释操作方法和目的各扣2分 未评估禁忌症（如凝血异常、过敏史、皮肤完整性、敏感度、经孕史等）扣2分 评估不全扣1分 未征得患者同意扣2分 措词不当扣1分 沟通生硬、面无表情扣1分 未评估封包部位皮肤情况扣2分 未评估环境扣2分
	物品	治疗盘、四种型号中药封包、中单、棉垫、毛巾、测温计、污物桶、手消液	6		缺一种扣2分 一种不符合要求扣1分
	护士	洗手 戴口罩	3		未洗手扣2分 洗手不符合要求扣1分 不戴口罩扣2分
操作流程	核对体位	再次核对 明确治疗部位 体位舒适合理 暴露治疗部位 保暖 遮挡	5	42	未核对扣3分 核对不全（床号、姓名、证候、方法、穴位或部位）每项扣1分 体位不舒适扣2分 暴露治疗部位不充分扣2分 未暴露扣2分 未采取保暖措施扣2分 未遮挡患者（拉床慢）扣2分
	定位	暴露治疗部位 保暖	5		取穴错误每穴扣2分 口述与实际不符扣2分 未保暖扣1分。
	手法	治疗手法运用正确	12		包裹封包手法与部位运用不正确扣4分 手法体现不明显扣2分
		选择型号适合的封包符合要求	5		封包型号不符合要求扣5分 封包松散欠规范扣1分
		封包与治疗部位贴紧 治疗时间合理（口述）	7		未口述时间（次数）扣2分。

项目		要求	应得分	扣分	扣分细则
治疗结束	观察	观察局部皮肤及病情变化,询问患者有无不适。	5		未观察患者皮肤及病情扣3分 未询问患者感受扣2分
	治疗结束	清洁局部皮肤 保暖	3		未清洁皮肤扣3分。 清洁皮肤方法不当(不能擦,应沾拭)扣1分 未保暖扣2分 未交待注意事项扣3分 交待不全面扣1分(如避风寒、3小时内禁洗浴、多饮水)
操作后	整理	合理安排体位 整理床单位	5	20	安排体位不合理扣1分 未整理床单位扣2分 整理床单位不到位扣1分
		清理用物 处理符合要求	5		用物处理不符合要求扣2分 未处理扣3分
	评价	评价患者的感受 目标达到的程度 再次核对	5		未评价扣3分 评价不符合要求扣2分 用语不当扣1分 未再次核对扣2分
	洗手记录	七步洗手法 按要求记录 签名	5		未洗手扣2分 洗手不符合要求扣1分 未记录扣3分 记录内容不全扣1分(日期、床号、姓名、病证、方法、穴位、评价、签名) 只口述不记录扣2分 未签名扣2分
终末评价		封包部位准确 操作熟练 封包型号选择正确 皮肤情况和感觉良好	8	8	每项不符合要求各扣2分
合计			100		

八、案例分析

病例描述:

患者,男,65岁,5年前劳累后出现双膝关节疼痛,休息后缓解,上述症状在反复发作的基础上进行性加重,遇冷及阴雨天尤甚,经外用膏药(具体不详)等治疗未见明显好转。1月前患者劳累后出现双膝关节疼痛加重,四肢畏冷、乏力。饮食可,睡眠差,入睡困难,多梦,小便清长,大便溏薄,2日1行。

既往史:高血压病病史3年余,血压最高达180/100mmHg,平素服用拜新同控制血压,血压控制可,否认其他慢性病史。

个人史:出生并生长于原籍,无长期外地居住史,否认药物及毒品成瘾史。

过敏史、家族史:否认食物及药物过敏史。

婚育史：适龄婚配，配偶及子女均体健。

社会、心理状态：医保费用，家庭和睦，疾病部分认知。

体格检查：T36.6℃，P77次/分，R16次分，BP141/78mmHg；双膝关节活动可，无肿胀。

双膝关节X线示：双膝关节退行性变。

辨症：

望（5）：患者面色苍白，舌质暗红，苔薄白。

闻（5）：患者倦怠懒言。

问（5）：患者双膝关节疼痛乏力，畏冷。

切（5）：脉沉细。

主症（10）：双膝关节疼痛。

兼症（10）：四肢畏冷、乏力，睡眠差，入睡困难，多梦，小便清长，大便溏薄，2日1行。

诊断（10）：膝痹。

证属（10）：肾虚寒凝。

病因（5）：素体阳虚，阴寒凝滞，血脉不通。

病位（5）：肾。

辨症分析（10）：患者年过半百，肾阳虚损，加之患者劳损耗伤，肾主骨，筋骨不得阳气温煦，不荣则痛，固见遇寒加重；阳气虚损，阴寒凝滞，则脉络阻滞，不通则痛。

技术操作方案（10）：

中医技术	穴位或部位
1.耳尖放血	耳尖
2.耳穴压豆	肝 肾 神门 心 皮质下 内分泌
3.中药熏蒸	眼
4.穴位按摩	睛明 承泣 四白 攒竹

健康指导（10）：

（一）生活起居

1.保持病室环境安静，环境柔和，空气新鲜，温度适宜，避免寒冷刺激而加重病情。

2.避免劳累、寒冷、潮湿等诱发因素，戒烟限酒。

3.起居有常，多休息，缓解期适当锻炼，如打太极拳等，以不感疲劳为度，不能过多活动损伤关节。

（二）饮食指导

肾虚寒凝者，宜食温阳散寒、活血通络之品，如羊肉、韭菜、山楂、桃仁、干姜、大蒜等；少食苦瓜等生冷、寒凉之品。食疗方：干姜羊肉汤等。

（三）情志调理

1.保持情绪稳定，避免不良刺激。

2.鼓励患者表达内心感受，针对性给予心理支持。

3.指导患者掌握自我排解不良情绪的方法，如音乐疗法、谈心释放法、转移法。

中药塌渍技术

一、概念

中药塌渍治疗，是将饱含中药药液的纱布或毛巾敷于患处结合红外线照射患处的一种外治法，以达到祛风除湿、活血通络、抗炎止痛等的目的。

二、基本知识

1.操作目的

塌渍法可使药物经肌腠毛窍而入脏腑，通经贯络，以作用全身，且可疏其汗孔、宣导外邪，通过疏通气血、软坚散结、祛风止痒等而达到治疗的目的。

2.操作前准备

（1）思想准备：在治疗前,医者和患者双方都必须做好思想准备,然后才可以进行。

（2）选择用物：治疗盘、镊子、药液、纱布、凡士林、红外线烤灯、塑料薄膜、治疗巾、污物桶、手消剂。

3.操作重点步骤

（1）评估患者当前主要临床表现、既往史，局部皮肤情况，调节室温。

（2）协助患者取合理、舒适体位，暴露塌渍部位。

（3）将药液湿润后的纱布置于患处皮肤上，或将调好的药膏均匀涂抹湿纱布上置于患处皮肤上，红外线灯局部照射，保持温度，红外线烤灯照射距离10~20cm。

（4）观察患者局部皮肤情况，询问有无不适感，避免皮肤烫伤。

三、适用范围

腰椎间盘突出、颈椎病、骨质增生、关节炎、肩周炎、腰肌劳损、滑膜炎、腰椎管狭窄、骨刺、风湿腰腿痛、坐骨神经痛、膝盖肿痛、肌肉劳损、肢体肿痛等筋骨类疾病。

四、护理评估及观察要点

1.评估病室环境及室温。

2.评估患者当前主要临床表现、既往史，局部皮肤情况，有无感觉迟钝/障碍，对热的耐受程度、心理状态。

3.评估患者对热的耐受程度。

4.评估患者体质及塌渍部位的皮肤情况。

5.观察患者局部皮肤情况，询问有无不适，避免皮肤烫伤。

五、告知及注意事项

1.告知患者治疗时间约30分钟。

2.告知患者中药塌渍疗法治疗时，塌渍部位可能出现过敏及其他不适，使用红外线照射可能出现烧烫伤。

3.若患者局部皮肤出现红疹、瘙痒等过敏症状时，立即告知医生，停止用药，及时处理。

4.药液温度要适中，不可过热，红外线灯距离适中以免烫伤皮肤。

5.塌渍后注意保暖，避免风寒，当日禁止洗澡。

六、操作流程图

【中药塌渍技术操作流程及要点说明】

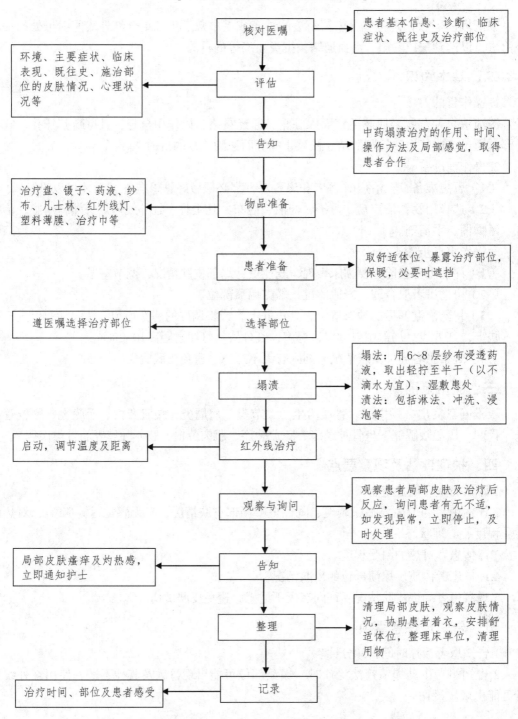

核对医嘱 → 患者基本信息、诊断、临床症状、既往史及治疗部位

环境、主要症状、临床表现、既往史、施治部位的皮肤情况、心理状况等 ← 评估

告知 → 中药塌渍治疗的作用、时间、操作方法及局部感觉，取得患者合作

治疗盘、镊子、药液、纱布、凡士林、红外线灯、塑料薄膜、治疗巾等 ← 物品准备

患者准备 → 取舒适体位、暴露治疗部位，保暖，必要时遮挡

遵医嘱选择治疗部位 ← 选择部位

塌渍 → 塌法：用6~8层纱布浸透药液，取出轻拧至半干（以不滴水为宜），湿敷患处 渍法：包括淋法、冲洗、浸泡等

启动，调节温度及距离 ← 红外线治疗

观察与询问 → 观察患者局部皮肤及治疗后反应，询问患者有无不适，如发现异常，立即停止，及时处理

局部皮肤瘙痒及灼热感，立即通知护士 ← 告知

整理 → 清理局部皮肤，观察皮肤情况，协助患者着衣，安排舒适体位，整理床单位，清理用物

治疗时间、部位及患者感受 ← 记录

七、操作考核评分标准

项 目		要 求	应得分	扣分	扣分细则
素质要求		仪表大方，举止端庄，态度和蔼	5	5	每项不符合要求各扣1分
		服装、鞋帽整齐，符合要求			服装及鞋帽不符合要求各扣1分
操作前准备	护士	核对医嘱：遵照医嘱要求核对执行单	6	25	未核对床号、姓名、证型、治疗方法、部位各扣1分
	评估	核对：床号、姓名、诊断 介绍 解释 患者理解与配合 评估环境	10		未核对床尾卡扣1分 未核对腕带扣1分 未解释操作方法和目的各扣1分 未告知可能发生的情况（如烧伤、烫伤、过敏）扣1分 未评估塌渍部位皮肤情况扣1分 未评估环境扣1分
	物品	治疗盘、镊子、药液、纱布、凡士林、红外线烤灯、塑料薄膜、治疗巾、污物桶、手消剂	6		缺一项扣1分
	护士	洗手 戴口罩	3		未洗手扣2分；洗手不符合要求扣1分 不戴口罩扣1分
操作流程	核对体位	再次核对 确定治疗部位 体位舒适合理 遮挡 暴露塌渍部位 调节室内温度	8	47	未核对扣2分 核对不全（床号、姓名、证型、方法、部位）每项扣1分 体位不舒适扣2分 未遮挡患者（拉上床幔）扣1分 未暴露或暴露部位不充分扣1分 未采调节室内适宜温度扣1分
	定位	评估塌渍部位	3		塌渍部位皮肤是否适合操作，未评估扣3分
	塌渍	将药液湿润后的纱布置于患处皮肤上，或将调好的药膏均匀涂抹湿纱布上置于患处皮肤上（塌法：用6~8层纱布浸透药液，取出轻拧至半干，以不滴水为宜，湿敷患处；渍法有淋法、冲洗、浸泡等）	15		塌渍方法不正确扣5分 浸泡程度不适宜（过湿或过干）扣2分 放置位置不准确扣3分
		用红外线烤灯照射局部，保持温度，红外线烤灯照射距离10~20cm，照射同时询问患者感觉，根据患者感觉调试距离	10		红外线烤灯使用不正确扣2分 距离设置不正确扣5分 未询问患者温度是否适宜扣5分 皮肤烧伤、烫伤均终止操作

项 目		要 求	应得分	扣分	扣分细则
	观察宣教	随时观察塌渍部位皮肤情况 观察局部皮肤红紫的程度 皮肤有无烫伤或烧伤 询问患者的感觉 告知患者塌渍后注意事项	5		未观察患者皮肤情况扣3分 未询问患者的感觉扣1分 未告知注意事项扣5分 告知内容不全（保暖、避风寒、禁抓挠、当日禁洗浴）每项扣1分
	治疗结束	取下纱布 擦拭	3		擦拭方法不当扣3分
	评估	评估塌渍部位情况，并告知患者	3		未评估扣3分 未告知患者塌渍部位情况扣2分
操作后	整理	合理安排体位 整理床单元	4		安排体位不合理扣2分 未整理床单元扣2分 整理床单元不符合要求扣1分
		清理用物 垃圾分类处理符合要求	3		用物处理不符合要求扣2分 未处理扣3分
	评价	询问患者的自我感觉 目标达到的程度 再次核对	3	15	未评价效果扣3分 评价不符合要求扣1分 未再核对扣2分
	记录	七步洗手法 记录 签名	5		未洗手扣2分 洗手不符合要求扣1分 未记录扣2分；只口述不记录扣1分 记录内容不全扣1分（日期、床号、姓名、病证、方法、穴位、签名）
终末评价		操作熟练、流畅 塌渍部位准确，方法正确 红外灯照射恰当 护患沟通有效，患者满意	8	8	每项不符合要求各扣2分
合 计			100		

八、案例分析

病例描述：

患者，男，49岁，3天前饮食啤酒海鲜后出现右足大趾关节红肿疼痛，上述症状进行性加重，口服止痛药、外用药膏（具体不详）等治疗未见明显好转，伴双下肢乏力。饮食可，睡眠差，入睡困难，多梦，小便色黄，大便干结，1日1行。

既往史：高血压病病史2年余，血压最高达170/90mmHg，平素服用拜新同控制血压，血压控制可，否认其他慢性病史。

个人史：出生并生长于原籍，无长期外地居住史，否认药物及毒品成瘾史。

过敏史、家族史：否认食物及药物过敏史。

婚育史：适龄婚配，配偶及子女均体健。

社会、心理状态：医保费用，家庭和睦，疾病部分认知。

体格检查：T36.7℃，P68次/分，R16次分，BP139/75mmHg；右足大趾关节红肿疼痛。

血尿酸示：566 μ mol/L。

辨症：

望（5）：患者面色红，舌质红，苔黄腻。

闻（5）：患者倦怠懒言。

问（5）：患者右足大趾关节红肿疼痛。

切（5）：脉滑数。

主症（10）：右足大趾关节红肿疼痛。

兼症（10）：双下肢乏力。饮食可，睡眠差，入睡困难，多梦，小便色黄，大便干结，1日1行。

诊断（10）：痛风。

证属（10）：湿热淤阻。

病因（5）：饮食不节，湿热淤阻，湿热蕴结肌肤关节。

病位（5）：脾。

辨症分析（10）：患者平素肥甘厚味，脾运化失常，湿热壅于下焦，湿热蕴结肌肤关节，久则脉络不通；加之患者饮食不节，湿热蕴结肌肤发而为病，症见足趾关节红肿疼痛。

技术操作方案（10）：

中医技术	穴位或部位
1.穴位贴敷	脾俞、肾俞、足三里
2.耳穴压豆	肾、神门、皮质下、内分泌
3.中药塌渍	隐白、大都、太白、公孙

健康指导（10）：

（一）生活起居

1.保持病室环境安静，环境柔和，空气新鲜，温度适宜，避免饮食刺激而加重病情。

2.避免劳累、潮湿等诱发因素，戒烟限酒，低嘌呤饮食，禁食海鲜。

3.起居有常，多休息，缓解期适当锻炼，如打太极拳等，以不感疲劳为度，不能过多活动损伤足趾关节。

（二）饮食指导

湿热淤阻者，宜清淡饮食，戒烟限酒，低嘌呤饮食，禁食海鲜。如白菜、菠菜、胡萝卜等。

（三）情志调理

1.保持情绪稳定，避免不良刺激。

2.鼓励患者表达内心感受，针对性给予心理支持。

3.指导患者掌握自我排解不良情绪的方法，如音乐疗法、谈心释放法、转移法。

蜡疗技术

一、概念

蜡疗技术是将加热熔解的蜡制成蜡块、蜡垫、蜡束等形状敷贴于患处，或将患部浸入熔解后的蜡液中，利用加热熔解的蜡作为热导体，使患处局部组织受热，从而达到活血化瘀、温通经络、祛湿除寒的一种操作方法。

二、基本知识

常用蜡疗方法：

（1）蜡饼法

将加热后完全熔化的蜡液倒入搪瓷盘或铝盘，厚度2~3cm，冷却至初步凝结成块时（表面温度45~50℃），用小铲刀将蜡饼取出，敷贴于治疗部位。初始时，让患者感受温度是否适宜，5~10分钟能耐受后用绷带或胶布固定，外包塑料布与棉垫保温，30~60分钟后取下。

（2）刷蜡法

熔化的蜡液冷却至55~60℃时，用排笔蘸取蜡液快速、均匀地涂于治疗局部，使蜡液在皮肤表面冷却凝成一层蜡膜；如此反复涂刷，使在治疗部位形成厚度0.5~1cm的蜡膜，外面再覆盖一块蜡饼，或者用塑料布及棉垫包裹保温。

（3）浸蜡法

常用于手足部位。熔化的蜡液冷却至55~60℃时，在手足部位先涂薄层蜡液，待冷却形成保护膜；再将手足反复迅速浸蘸蜡液，直至蜡膜厚达0.5~1cm成为手套或袜套样；然后将手足持续浸于蜡液中，10分钟左右取下蜡膜。

（4）蜡袋法

将熔化后的蜡液装入耐热的塑料袋内，排出空气封口。使用时需采用热水浸泡加热，蜡液处于半融化状态，以患者能耐受的温度为宜，敷于治疗部位。

三、适用范围

适用于各种急慢性疾病引起的疼痛症状；创伤后期治疗，如软组织挫伤范围较大者、关节扭伤、骨折复位后等；非感染性炎症所致的关节功能障碍，如关节强直、挛缩等症状。

四、护理评估及观察要点

1.病室环境及室温。

2.主要症状、既往史及过敏史。

3.对热的耐受程度。

4.体质及局部皮肤情况。

五、告知及注意事项

1.基本原理、作用及简单操作方法。

2.衣着宽松。

3.局部有灼热感或出现红肿、丘疹等情况，应及时告知护士。

4.操作时间一般为30～60分钟。

5.观察患者局部皮肤情况，询问有无不适感。防止蜡液流出。

6.操作结束后，协助患者清洁局部皮肤，整理衣着，安排舒适体位。

注意事项：

7.局部皮肤有创面或溃疡者、体质衰弱和高热患者、急性化脓性炎症、肿瘤、结核、脑动脉硬化、心肾功能衰竭、有出血倾向及出血性疾病、有温热感觉障碍以及婴幼儿童禁用蜡疗技术。

8.准确掌握蜡温，涂布均匀，不能用力挤压。待蜡充分凝固后方可敷上。

9.蜡疗部位每次不超过3个，操作时间一般为30～60分钟。

10.当患者皮肤发红或出现过敏现象，应立即报告医生。

六、操作流程图

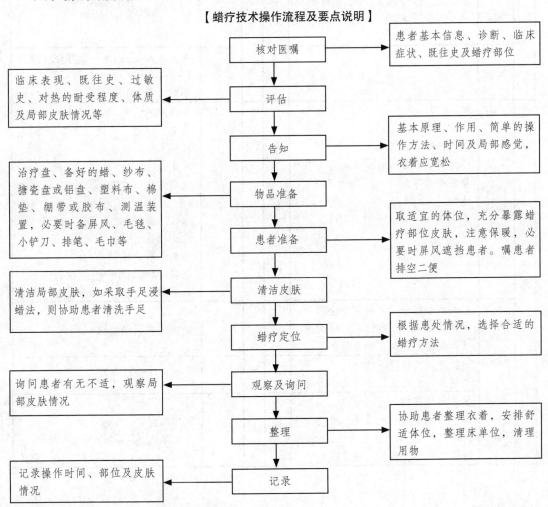

【蜡疗技术操作流程及要点说明】

七、操作考核评分标准

项　目		要　求	应得分	扣分	扣分细则
素质要求		仪表大方，举止端庄，态度和蔼	5	5	每项不符合要求各扣1分
		服装、鞋帽整齐，符合要求			服装及鞋帽不符合要求各扣1分
操作前准备	护士	核对医嘱 遵照医嘱要求核对执行单	6		未核对床号、姓名、证型、治疗方法、穴位名称各扣1分
	评估	核对：床号、姓名、诊断 介绍 解释 患者理解与配合 评估环境 评估患者	10	25	未核对床尾卡扣1分 未核对腕带扣1分 未解释操作方法和目的各扣1分 未告知可能发生的情况（红肿、丘疹、小水泡）扣1分 未评估禁忌症（过敏史、妊娠）扣1分 未评估患处皮肤情况扣1分 未评估环境扣1分
	物品	治疗盘、备好的蜡、纱布、塑料布、棉垫、中单、污物桶、手消液，必要时备屏风	6		缺一项扣1分
	护士	洗手 戴口罩	3		未洗手扣2分；洗手不符合要求扣1分 不戴口罩扣1分
操作流程	核对体位	再次核对 确定部位 体位舒适合理 清洁皮肤，遇体毛较多者需先备皮 暴露蜡疗部位 遮挡 保暖	8	47	未核对扣2分，核对不全（床号、姓名、证型、方法、穴位）每项扣1分 未定位扣2分；定位不准确扣1分 未清洁皮肤扣2分；清洁不到位扣1分 体位不舒适扣2分 未遮挡患者（拉上床幔）扣1分 未暴露蜡疗部位扣2分 暴露蜡疗部位不充分扣1分 未采取保暖措施扣1分
	操作	将蜡块加热5～7分钟至完全熔化，温度达到90～100℃，中途可根据蜡的熔化程度，补充加热	4		未按要求制作扣4分
		选择合适的蜡疗方法： 蜡饼法、刷蜡法、浸蜡法、蜡袋法	5		选择方法不正确扣4分
		制作方法正确、大小适宜： 蜡饼制成厚度为2～3cm，蜡液涂抹均匀，形成厚度0.5～1.0cm的蜡膜；制作蜡袋时防止蜡液流出	8		制作不规范扣4分 涂抹不规范扣4分

续表

项 目		要 求	应得分	扣分	扣分细则
	流程	温度适宜：蜡饼表面温度45～50℃、蜡液温度55～60℃；注意保温 蜡疗时间： 蜡饼30～60分钟；浸蜡10分钟	6		温度不适宜扣4分； 未采取保温措施扣4分 时间不正确扣5分
		将蜡饼放在所选穴位上，询问患者感受，并给予患者保暖、蜡饼保温	4		未询问患者感受，扣2分 未给予保暖、保温，扣2分
	观察宣教	询问患者感受，观察局部皮肤情况，有无烫伤 告知相关注意事项，如有不适及时通知护士	6		未询问患者感受扣3分；未观察皮肤扣3分 未告知每项扣2分
	疗毕	治疗完毕，清洁局部皮肤，协助患者着衣，安排舒适体位。	3		未安置体位扣2分； 未洗手扣1分；未核对扣1分 未清洁皮肤扣1分；未协助着衣扣1分；未安排舒适体位扣1分
	评估	评估蜡疗部位情况 并告知患者	3		未评估扣3分 未告知患者蜡疗部位情况扣2分
操作后	整理	合理安排体位 整理床单元	4		安排体位不合理扣1分 未整理床单元扣2分 整理床单元不符合要求扣1分
		清理用物	3		用物处理不符合要求扣2分 未处理扣3分
	评价	询问患者的感觉 目标达到的程度 再次核对	3	15	未评价效果扣3分 评价不符合要求扣1分 未再核对扣2分
	记录	七步洗手法 记录 签名	5		未洗手扣2分 洗手不符合要求扣1分 未记录扣2分；只口述不记录扣1分 记录内容不全扣1分（日期、床号、姓名、病证、方法、穴位、签名）
终末评价		流程合理、技术熟练、局部皮肤无损伤，护患沟通有效；患者感觉满意	8	8	每项不符合要求各扣2分
合 计			100		

八、案例分析

病例描述：

患者，男，35岁，2月前无明显诱因出现腰痛，休息后自行缓解，未予系统治疗，半月前因搬重物诱发腰痛，于推拿诊所行推拿治疗后，症状缓解。1周前因劳累出现腰痛加重，并伴左下肢麻木。现症见：腰部疼痛，左下肢麻木，麻感沿下肢外侧放射至足背，直腰困难，行走疼痛加重，纳可，眠差，二便调。

既往史：身体健康状况可。

个人史：出生并生长于原籍，无长期外地居住史，否认药物及毒品成瘾史。

过敏史、家族史：否认食物及药物过敏史，否认家族性遗传病史。

婚育史：适龄婚配，育有1子，配偶及子女均体健。

社会、心理状态：医保费用，家庭和睦，疾病部分认知。

体格检查：T: 36.5℃，P: 74次/分，R: 18次分，BP: 120/70mmHg。

心电图示：心率齐整。

辨症：

望（5）：患者面色晦暗，舌暗，苔薄白。

闻（5）：患者语气清，气息平，无异常气味。

问（5）：患者腰痛，左下肢麻木。

切（5）：脉弦涩。

主症（10）：腰痛伴左下肢麻木，麻感沿下肢外侧放射至足背。

兼症（10）：直腰困难，行走疼痛加重，眠差。

诊断（10）：腰痛病。

证属（10）：气滞血瘀。

病因（5）：患者活动劳损导致筋脉受损，血溢外脉，阻滞经络，气血运行不畅，不通则痛。

病位（5）：腰。

辨症分析（10）：筋脉受损，血溢外脉，阻滞经络，气血运行不畅，故而引发腰痛。

技术操作方案（10）：

中医技术	穴位或部位
1.蜡疗	腰部
2.耳穴压豆	心 肾 神门 皮质下 交感 内分泌
3.中药泡洗	足部
4.穴位按摩	足三里 肾俞 大肠俞
5.穴位注射	足三里 环跳 委中 承山
6.中药封包	左下肢
7.督灸	督脉

健康指导（10）：

（一）生活起居

1.保持病室环境安静，环境柔和，空气新鲜，温湿度适宜，避免噪音刺激而加重病情。

2.避免劳累、饱餐、情绪激动、寒冷、便秘、感染等诱发因素，戒烟限酒。

3.起居有常，发作时休息，缓解期适当锻炼，如卧位直腿抬高，交叉蹬腿，五点支撑，飞燕式腰背肌功能锻炼等，以不感疲劳为度。

（二）饮食指导

血瘀气滞者，宜食行气活血化淤之品，如黑木耳、金针菇、桃仁等。

（三）情志调理

1.保持情绪稳定，避免不良刺激。

2.鼓励患者表达内心感受，针对性给予心理支持。

3.指导患者掌握自我排解不良情绪的方法，如音乐疗法、谈心释放法、转移法。

中药离子导入技术

一、概念

中药离子导入法是根据离子透入原理，运用中药药液，借助药物离子导入仪的直流电场作用，将药物离子经皮肤或特定穴位，通过局部发散的物理热能，结合局部如活血化瘀药物，来达到温熨局部、消散化瘀、调达经气的治疗目的。

二、基本知识

中药离子导入法可缓解局部疼痛、消肿、疏通经络、松解粘连等不适症状。由于不同的人和同一人的不同部位对中频电流强度的耐受程度差异很大，治疗剂量（电流强度）以患者有明显震颤感、轻度的紧缩感为宜。剂量（电流）的大小可分以下三种：

感觉限——以刚达到有感觉为限。

收缩限——以引起肌肉出现收缩为限。

耐受限——以能够耐受的电流强度为限。

三、适用范围

1. 适应证

（1）冠心病：多选择手少阴心经、手厥阴心包经、足太阳膀胱经的背俞穴、任脉穴等。辨症以实证为主者可选用：①郄门、间使；②郄门、内关；③内关、膻中。

病程较长，病情反复发作，辨症以虚证或虚实夹杂者可选用：①厥阴俞、内关；②心俞、内关；③心俞、厥阴俞；④郄门、心俞。

（2）高血压：多选用足少阳胆经、足少阴肾经穴等。辨症以肝阳上亢为主者，可选用曲池、太冲；病程日久，辨症以肝肾阴虚为主者，可选用太溪、三阴交。

（3）颈椎病 多选用局部阿是穴、足太阳膀胱经穴、少三阳经循至肩背部的穴位，如大杼、风门、肩髃、肩外俞。

2. 禁忌症

包括局部皮肤破损或对药物过敏者。恶性肿瘤、急性炎症、出血倾向、局部金属异物、心脏部位、孕妇腰腹部、带有心脏起搏器者。

四、护理评估及观察要点

1. 评估患者病情、既往史、意识、活动能力、诊断、症状、有无感觉迟钝/障碍、患者体质及颈部皮肤有无破损和皮疹及过敏反应、对电刺激的耐受程度、心理状态。

2. 评估低、中高频治疗仪的性能。

3. 调节强度时要缓慢，边慢慢调细调边询问病人感觉，调至病人能耐受的强度为宜，防刺激过度，同时嘱病人勿自行调电流强度。

4.治疗过程中随时询问病人感觉，检查电极板有无直接接触患者皮肤、松落。

五、告知及注意事项

1.局部皮肤：多次治疗后，局部皮肤可出现瘙痒、脱屑、皮疹、皲裂等反应，可用青黛膏或皮炎平膏外涂，禁止搔抓。

2.电灼伤：导电板滑脱直接接触皮肤时，如电流强度过大，可能会引起电灼伤。如有电灼伤可按烧伤处理，注意预防感染。

3.刺痛、灼痛感：治疗过程中随时询问病人的感觉，如出现刺痛、灼痛感时，应及时检查导电板是否与皮肤接触，并及时调整电流量。

六、操作流程图

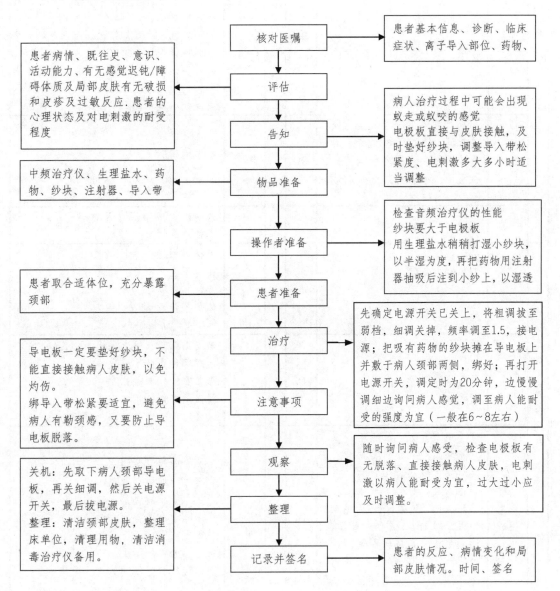

七、操作考核评分标准

项 目		要 求	应得分	扣分	扣分细则
素质要求		仪表大方，举止端庄，态度和蔼	5	5	每项不符合要求各扣1分
		服装、鞋整齐、清洁，符合要求			服装及鞋不符合要求各扣1分
操作前准备	护士	核对医嘱 遵照医嘱要求核对执行单	6	25	未核对床号、姓名、证型、治疗方法、部位各扣1分
	评估	核对：床号、姓名、诊断 介绍 解释 患者理解与配合 评估禁忌症 评估环境	10		未核对床尾卡扣1分 未核对腕带扣1分 未解释操作方法和目的各扣1分 未评估既往史、过敏史各扣1分 未评估禁忌症（如妊娠、金属异物、心脏起搏器等）各扣1分 未评估治疗部位皮肤感觉及完整情况各扣1分 未评估环境扣1分
	物品	中药制剂、离子导入治疗仪、治疗盘、镊子、垫片2个、绷带或松紧搭扣、一次性治疗巾、水温计、污物桶、手消、纱布、治疗巾	6		缺一项扣1分
	护士	洗手 戴口罩	3		未洗手扣2分；洗手不符合要求扣1分 不戴口罩扣1分
操作流程	核对体位	再次核对 体位舒适合理	5	47	未核对扣2分 核对不全（床号、姓名、证型、方法、部位）每项扣1分 体位不舒适扣2分
	选择部位	遮挡 选择治疗部位 暴露治疗部位 保暖	10		未遮挡患者（拉上床幔）扣1分 治疗部位选择不准确扣2分 未暴露治疗部位扣2分 暴露治疗部位不充分扣1分 未采取保暖措施扣1分
	固定电极	打开电源开关，测量中药温度（38～42℃），将垫片浸入中药液中，取出拧至半干（以不滴水为宜，将垫片放于治疗部位），将正负电极板2个电极板相距2～4cm，外用隔水布覆盖，用绷带或松紧搭扣固定，治疗时间为20～30分钟。（同一输出线的两个电极不可分别放置于两侧肢体）	10		未测量中药温度扣2分 衬套过干或过湿扣2分 正负电极板放置不正确扣3分 未用隔水布覆盖扣2分 未固定或固定不正确扣2分 未口述治疗时间扣2分 两电极放置两侧肢体终止操作

项　目		要　　求	应得分	扣分	扣分细则
	调节电流	启动输出，调节电流强度至患者耐受	8		未询问耐受程度扣1分 未调节电流强度扣2分
	观察宣教	观察局部皮肤情况 询问患者的感觉（局部有烧灼针刺感不能耐受时，立即通知护士） 告知患者治疗后注意事项	6		未观察皮肤情况扣2分 未询问患者的感觉扣3分 未告知注意事项扣5分 告知内容不全（保暖、避风寒、禁抓挠）每项扣1分
	评估	治疗结束后评估治疗部位情况并告知患者	8		未评估扣3分 未告知患者治疗部位情况扣2分
操作后	整理	清洁皮肤，协助患者整理衣物 合理安排体位 整理床单元	4	15	未清洁皮肤扣1分 未协助患者整理衣物扣1分 安排体位不合理扣1分 未整理床单元扣2分 整理床单元不符合要求扣1分
		清理用物	3		用物处理不符合要求扣2分 未处理扣3分
	评价	询问患者的自我感觉 目标达到的程度 再次核对	3		未评价效果扣3分 评价不符合要求扣1分 未再核对扣2分
	记录	七步洗手法 记录 签名	5		未洗手扣2分 洗手不符合要求扣1分 未记录扣2分；只口述不记录扣1分 记录内容不全扣1分（日期、床号、姓名、病证、方法、穴位、签名）
终末评价		操作熟练、流畅 治疗部位准确 护患沟通有效，患者满意	8	8	每项不符合要求各扣2分
合　计			100		

八、案例分析

病例描述：

患者，女，62岁，5年前出现全身关节肿胀疼痛，在当地行治疗，上述症状在反复发作的基础上进行性加重7天，现患者左膝关节肿胀明显，疼痛屈伸不利，晨僵，劳动后加重，偶有胸闷，视物模糊，舌红，苔白腻，脉细数，纳可，睡眠差，二便调。

既往史：肾囊肿病史1年。

个人史：出生并生长于原籍，无长期外地居住史，否认药物及毒品成瘾史。

过敏史、家族：否认食物及药物过敏史，磺胺类药物过敏史。

婚育史：适龄婚配，配偶及子女均体健。

社会、心理状态：医保费用，家庭和睦，疾病部分认知。

体格检查：T36.9℃，P94次/分，R18次分，BP117/78mmHg。

血沉：134mm/hr。

辨症：

望（5）：表情自然，面色红润，左膝关节肿胀，舌红，苔黄腻。

闻（5）：语气清，气息平。

问（5）：左膝 关节疼痛，屈伸不利，晨僵。

切（5）：脉细数。

主症（10）：左膝关节肿胀，疼痛屈伸不利，晨僵。

兼症（10）：偶有胸闷，视物模糊，睡眠差。

诊断（10）：类风湿性关节炎。

证属（10）：湿热痹阻。

病因（5）：湿热瘀相互蕴结，阻于经脉，气血瘀滞。

病位（5）：肾。

辨症分析（10）：湿热瘀相互蕴结，阻于经脉，气血瘀滞，阻遏气机，终致湿热痰瘀痹阻经络，流注骨节而成本病。

技术操作方案（10）：

中医技术	穴位或部位
1.中药离子导入	患处关节
2.中药泡洗	患处
3.穴位贴敷	肾俞、脾俞、足三里足三里、关元、气海肾俞、脾俞、足三里
4.艾灸	

健康指导（10）：

（一）生活起居

1.居室环境宜温暖向阳、通风、干燥，避免寒冷刺激。

2.避免小关节长时间负重，避免不良姿势，减少弯腰、爬高、蹲起等动作。

3.每日适当晒太阳，用温水洗漱，坚持热水泡足，足滑膜炎重者、肿者不宜使用。

4.卧床时保持关节功能位，行关节屈伸运动。

（二）饮食指导

湿热痹阻证宜食祛风除湿、通络止痛的食品，如鳝鱼、薏苡仁、木瓜、樱桃等。食疗方：薏仁粥、葱豉汤。

（三）情志调理

1.多与患者沟通，了解其心理状态，及时给予心理疏导。同时鼓励患者与他人多交流。

2.鼓励家属多陪伴患者，给予情感支持。

中药灌肠

一、概念

中药保留灌肠是将中药液灌入直肠或结肠内，通过黏膜的吸收和物质的交换达到治疗的一种方法。

二、基本知识

中药灌肠技术是将药物自肛门灌入并保留在肠道内，透过肠黏膜吸收，达到治疗目的。用于镇静、催眠及治疗肠道感染。

三、适用范围

治疗慢性结肠炎、慢性盆腔炎、急慢性肠道感染等。

四、护理评估及观察要点

1. 操作前，嘱病人先排便，评估患者配合程度，了解目的及病变部位，以便采取适宜卧位和肛管插入的深度。

2. 操作中，要量好温度，肛管要细软，动作轻柔，插入要深，压力要低，药量不超过200mL。

3. 操作过程中注意与患者沟通，询问有无有无腹胀、腹痛及便意。

4. 拔管时将肛管夹闭轻轻缓慢拔出，嘱患者尽量保留药液1h以上。

五、告知及注意事项

1. 虚脱：灌肠过程中患者突然感恶心、头晕、面色苍白、全身出冷汗甚至晕厥。一旦发生应立即停止操作，嘱患者平卧休息，注意保暖。预防：灌肠液温度应稍高于体温，约39~41℃，不可过高或过低；灌肠速度应根据患者的身体情况、耐受力调节合适的流速。

2. 肠道黏膜损伤：表现为肛门疼痛，排便时加剧，伴局部压痛；损伤严重时可见肛门外出血或粪便带血丝；甚至排便困难。肛门疼痛和已发生肠出血者遵医嘱予以止痛、止血等对症治疗。预防：插管前，向患者详细介绍其目的、意义，使之接受并配合操作；插管前用石蜡油润滑肛管前端，减少插管时的摩擦力；操作时应顺应肠道解剖结构，手法轻柔；选择粗细合适、质地软的肛管。

六、操作流程图

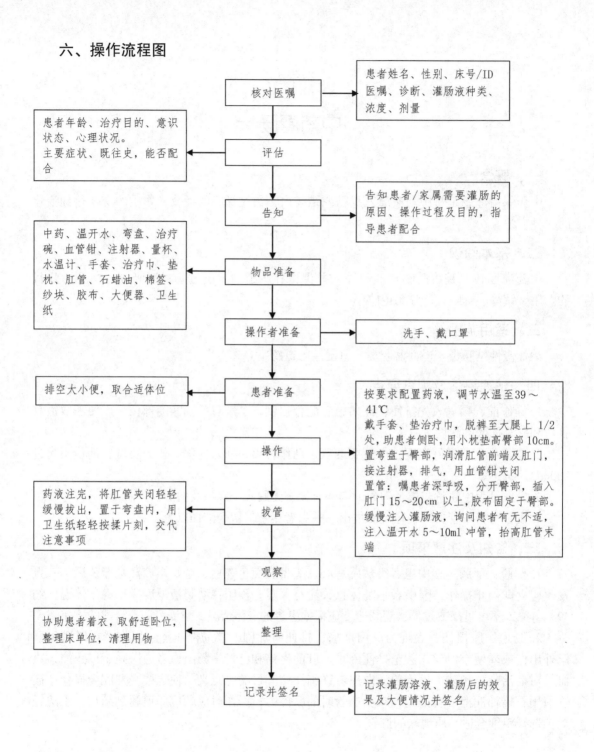

核对医嘱 → 患者姓名、性别、床号/ID 医嘱、诊断、灌肠液种类、浓度、剂量

患者年龄、治疗目的、意识状态、心理状况。主要症状、既往史，能否配合 ← 评估

告知 → 告知患者/家属需要灌肠的原因、操作过程及目的，指导患者配合

中药、温开水、弯盘、治疗碗、血管钳、注射器、量杯、水温计、手套、治疗巾、垫枕、肛管、石蜡油、棉签、纱块、胶布、大便器、卫生纸 ← 物品准备

操作者准备 → 洗手、戴口罩

排空大小便，取合适体位 ← 患者准备

操作 → 按要求配置药液，调节水温至39～41℃ 戴手套、垫治疗巾，脱裤至大腿上 1/2 处，助患者侧卧，用小枕垫高臀部10cm。置弯盘于臀部，润滑肛管前端及肛门，接注射器，排气，用血管钳夹闭 置管：嘱患者深呼吸，分开臀部，插入肛门 15～20cm 以上，胶布固定于臀部。缓慢注入灌肠液，询问患者有无不适，注入温开水 5～10ml 冲管，抬高肛管末端

药液注完，将肛管夹闭轻轻缓慢拔出，置于弯盘内，用卫生纸轻轻按揉片刻，交代注意事项 ← 拔管

观察

协助患者着衣，取舒适卧位，整理床单位，清理用物 ← 整理

记录并签名 → 记录灌肠溶液、灌肠后的效果及大便情况并签名

七、操作考核评分标准

项 目		要 求	应得分	扣分	扣分细则
素质要求		仪表大方，举止端庄，态度和蔼	5	5	每项不符合要求各扣1分
		服装、鞋整齐、清洁，符合要求			服装及鞋不符合要求各扣1分
操作前准备	护士	核对医嘱 遵照医嘱要求核对执行单	6	25	未核对床号、姓名、证型、治疗方法各扣1分
	评估	核对：床号、姓名、诊断 介绍解释并嘱患者排便 患者理解与配合 评估禁忌症 评估环境	10		未核对床尾卡扣1分 未核对腕带扣1分 未解释操作方法和目的各扣1分 未告知患者排便扣1分 未评估禁忌症（如下消化道出血、妊娠妇女等）扣1分 未评估患者肛门情况扣1分 未评估环境扣1分
	物品	治疗盘、一次性灌肠器止血钳、治疗巾、水温计、中药汤剂、卫生纸、污物桶、手消液、必要时备屏风等	6		缺一项扣1分
	护士	洗手 戴口罩	3		未洗手扣2分；洗手不符合要求扣1分 不戴口罩扣1分
操作流程	核对体位	再次核对 根据病变部位采取合理体位 遮挡 暴露臀部 保暖	8	47	未核对扣2分 核对不全（床号、姓名、证型、方法、药物）每项扣1分 体位不合理扣2分 未遮挡患者（拉上床幔）扣1分 暴露部位不充分扣1分 未采取保暖措施扣1分
	询问	询问患者是否已排便	5		未询问扣5分
	灌肠	测量药液温度，39～41℃，倒入一次性灌肠器袋内，挂在输液架上，液面距肛门不高于30cm	7		未测量药液温度扣2分 温度过高或过低扣2分 液面至肛门距离不正确扣3分
		臀下垫一次性治疗巾，并用小枕抬高臀部10cm左右，暴露肛门	5		未垫治疗巾扣2分 未用小枕抬高扣1分 未充分暴露肛门口2分
		皂液润滑肛管前端，排气后夹紧调节器，轻轻插入肛门18～25cm，松开调节器，调节滴速，滴注时间15～20分钟。压力要低，以便药液的保留,保留时间越	10		未润滑肛管扣5分 排气不正确扣5分 插入肛门长度不正确扣3分 插管手法不娴熟扣1分 未调节滴速或滴速调节不当扣3分

项 目		要 求	应得分	扣分	扣分细则
		长越好,有利于肠粘膜的充分吸收。每次灌肠量不宜超过200mL。			
	观察宣教	随时观察患者面色 观察药液下降的速度 询问患者的感觉	6		未观察患者面色情况扣3分 药液下降速度过快或过慢扣1分 未询问患者的感觉扣1分
	拔管	待药液滴完时关闭调节器,拔出肛管放入弯盘,用卫生纸轻揉肛门部 取出小枕	3		拔管手法不准确扣2分 未用卫生纸擦拭肛门扣2分 未取出小枕扣1分
	告知	告知患者药液保留时间≥1小时	3		未告知扣3分
操作后	整理	合理安排体位 整理床单元	4		安排体位不合理扣1分 未整理床单元扣2分 整理床单元不符合要求扣1分
		清理用物 处理符合要求	3		用物处理不符合要求扣2分 未处理扣3分
	评价	询问患者的自我感觉 目标达到的程度 再次核对	3	15	未评价效果扣3分 评价不符合要求扣1分 未再核对扣2分
	记录	七步洗手法 记录 签名	5		未洗手扣2分 洗手不符合要求扣1分 未记录扣2分;只口述不记录扣1分 记录内容不全扣1分(日期、床号、姓名、病证、方法、穴位、签名)
终末评价		操作熟练、流畅;灌肠体位正确 灌肠袋至肛门距离恰当 灌肠方法正确 护患沟通有效,患者满意	8	8	每项不符合要求各扣2分
合 计			100		

八、案例分析

病例描述:

患者,女,63岁,1年前无明显诱因出现消瘦乏力,查血肌酐336μmol/L。未经系统治疗,2020年2月血肌酐684μmol/L,行慢性肾衰一体化治疗。近1月余感周身乏力,为求进一步治疗收治入院,现患者周身乏力,晨起面部轻度浮肿。纳少恶心,睡眠差,小便清长,大便2日1行。

既往史:痔疮病史1年余,白内障病史1年余。

个人史:出生并生长于原籍,无长期外地居住史,否认药物及毒品成瘾史。

过敏史、家族史：否认食物及药物过敏史。

婚育史：适龄婚配，配偶及子女均体健。

社会、心理状态：医保费用，家庭和睦，疾病部分认知。

体格检查：T36.5℃，P74次/分，R16次分，BP121/68mmHg。

血生化示：磷性磷酸酶227U/L，尿素氮47.7mmol/L，血肌酐614.9μmol/L。

血红蛋白：84g/L。

尿常规：蛋白（－）尿隐血2+。

辨症：

望（5）：患者面色苍白少华，舌质偏暗，苔白腻。

闻（5）：患者倦怠懒言，面部轻度浮肿。

问（5）：周身乏力，恶心。

切（5）：脉沉。

主症（10）：周身乏力，纳少恶心。

兼症（10）：睡眠差，面部浮肿。

诊断（10）：肾衰病。

证属（10）：脾肾亏虚，浊毒内蕴证。

病因（5）：脾肾衰败，气化失常，而致水浊停留，浊毒壅塞三焦，终致心窍蒙蔽，肝风引动。

病位（5）：脾肾。

辨症分析（10）：脾肾气虚，不能充养四肢肌肉，故疲乏倦怠，容易感冒；脾主健运，健运失常，腐熟无力，故不思纳食；肾主水之气化，司二便，肾气虚而气化不及。

技术操作方案（10）：

中医技术	穴位或部位
1.中药灌肠	清氮灌肠液
2.耳穴压豆	腰、肾、神门、皮质下等穴
3.穴位贴敷	肾俞、关元、命门、神阙等穴。
4.艾灸	肾俞　神阙　内关　足三里

健康指导（10）：

（一）生活起居

1. 保持病室静谧清爽，起居有时；顺应四时，避免六淫邪气入侵。

2. 保持口腔、皮肤、会阴清洁，防止感染。

3. 避免肾损伤加重因素，如过度劳累等。慎用对肾脏有损伤的药物和食物。

4. 定期监测血压，控制血压于合理范围。

5. 适当运动有利于增强体质，如太极运动、八段锦等。

（二）饮食指导

脾肾亏虚证，宜食健脾益肾之品，如山药、枸杞子、扁豆等。食疗方：枸杞薏米山药粥。

（三）情志调理

1．本病病程长，病情易反复，患者抑郁善忧，情绪不宁，可采用顺情从欲方法，疏导患者的不良情绪，以化郁为畅，疏泄情志。

2．当患者表现为郁怒、躁动等肝阳亢盛、血压增高现象时，应及时心理疏导，避免言语、行为、环境因素等不良刺激。

3．采用自我放松、分心移情的方法，如听音乐、放松操等；鼓励患者生活中培养兴趣爱好，参与力所能及的家务和社会活动，如种植花草、烹饪、棋艺等。

小儿中医定向透药技术

一、概念

中医定向透药法是利用脉冲电将药物离子通过皮肤或穴位导入人体，作用于病灶，达到促进血液循环，加速炎症消散等作用的治疗方法。

二、基本知识

1. 治疗时间一般为10～20分钟。

2. 治疗期间会产生正常的针刺感和蚁走感，护士可根据患儿感受调节电流强度。

三、适用范围

适用于小儿气管炎、肺炎、腹泻等炎症不易消散患者的治疗。

四、护理评估及观察要点

1. 评估患者的主要症状、既往史及过敏史。

2. 主要观察感知觉及局部皮肤情况。

五、告知及注意事项

1. 治疗部位有金属异物者、带有心脏起搏器者慎用此治疗方法。

2. 每次治疗不能少于两个穴位。

3. 治疗时注意遮挡保护隐私，注意保暖。

4. 治疗过程中要注意观察患者的反应和机器运行情况。

5. 若局部有烧灼或针刺感不能耐受时，立即通知护士。

6. 中药可致着色，数日后可自行消退。

7. 治疗部位皮肤出现红疹、疼痛、水泡等，应立即停止治疗并通知医生，配合处置。

六、操作流程图

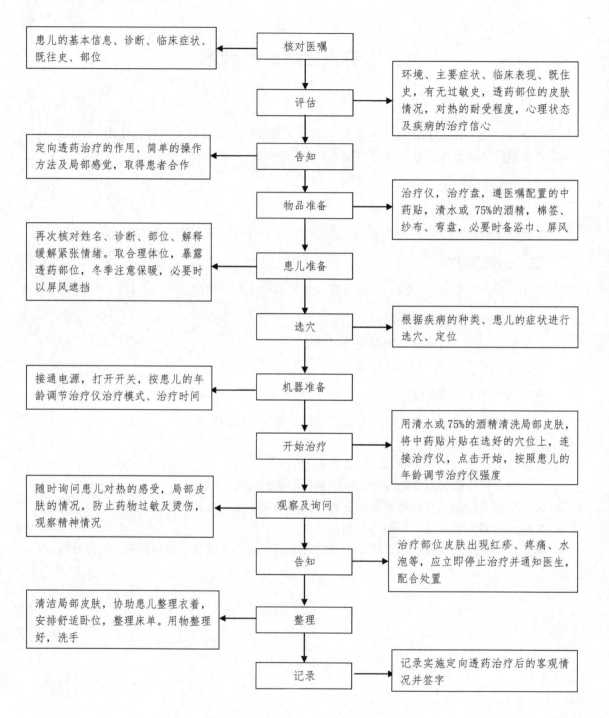

患儿的基本信息、诊断、临床症状、既往史、部位	←	**核对医嘱**		
		↓	→	环境、主要症状、临床表现、既往史，有无过敏史，透药部位的皮肤情况，对热的耐受程度，心理状态及疾病的治疗信心
定向透药治疗的作用、简单的操作方法及局部感觉，取得患者合作	←	**评估**		
		↓		
		告知		
		↓	→	治疗仪，治疗盘，遵医嘱配置的中药贴，清水或75%的酒精，棉签、纱布、弯盘，必要时备浴巾、屏风
再次核对姓名、诊断、部位、解释缓解紧张情绪。取合理体位，暴露透药部位，冬季注意保暖，必要时以屏风遮挡	←	**物品准备**		
		↓		
		患儿准备		
		↓	→	根据疾病的种类、患儿的症状进行选穴、定位
接通电源，打开开关，按患儿的年龄调节治疗仪治疗模式、治疗时间	←	**选穴**		
		↓		
		机器准备		
		↓	→	用清水或75%的酒精清洗局部皮肤，将中药贴片贴在选好的穴位上，连接治疗仪，点击开始，按照患儿的年龄调节治疗仪强度
随时询问患儿对热的感受，局部皮肤的情况，防止药物过敏及烫伤，观察精神情况	←	**开始治疗**		
		↓		
		观察及询问		
		↓	→	治疗部位皮肤出现红疹、疼痛、水泡等，应立即停止治疗并通知医生，配合处置
清洁局部皮肤，协助患儿整理衣着，安排舒适卧位，整理床单。用物整理好，洗手	←	**告知**		
		↓		
		整理		
		↓	→	记录实施定向透药治疗后的客观情况并签字
		记录		

七、操作考核评分标准

项　目		要　求	应得分	扣分	扣分细则
素质要求		仪表大方，举止端庄，态度和蔼	5	5	每项不符合要求各扣2分
		服装、鞋帽整齐，符合要求			服装及鞋帽不符合要求各扣1分
操作前准备	护士	核对医嘱 遵照医嘱要求核对执行单	6	25	未核对床号、姓名、病名、证候、治疗方法、穴位名称各扣2分
	评估	核对：床号、姓名、诊断 评估患儿主要症状及过敏史 评估患儿感知觉及局部皮肤情况 解释操作方法及目的 介绍治疗时间（10～20分钟） 患儿家属理解与配合 评估病室环境	10		未核对床尾卡扣1分 未核对腕带扣1分 未评估主要症状、过敏史扣1分 评估患儿感觉及局部皮肤情况2分 未解释操作方法和目的各扣1分 未介绍治疗时间扣1分 未评估禁忌症（如治疗部位有金属异物者、带有心脏起搏器者）扣2分 未评估环境扣1分
	物品	治疗仪、治疗盘、中药贴若干、清水或75%的酒精、棉签、纱布、弯盘、屏风、污物桶、手消液，必要时备浴巾	6		缺一种物品扣2分 一种不符合要求扣1分
	护士	洗手 戴口罩	3		未洗手扣2分 洗手不符合要求扣1分 不戴口罩扣1分
操作流程	核对体位	再次核对 明确透药部位 取合理体位 暴露透药部位 保暖 遮挡	5	42	未核对扣3分 核对不全（床号、姓名、证候、穴位）每项扣1分 体位不舒适扣2分 未暴露透药部位扣2分；暴露不充分扣2分 未口述透药部位皮肤情况扣1分 未采取保暖措施扣2分 未遮挡患者（拉床慢）扣2分
	定位	根据疾病种类、患儿症状进行选穴、定位 清洁局部皮肤（75%酒精或清水）	7		定位错误每部位扣5分 口述与实际定位不符扣2分 未清洁局部皮肤扣2分
	操作步骤	接通电源，打开开关 按患儿的年龄调节治疗仪模式、治疗时间	10		未接通电源扣1分 未打开开关扣1分 未按照患儿的年龄调节治疗仪模式、治疗时

项 目		要 求	应得分	扣分	扣分细则
	骤				间扣10分
		询问患儿感受 调节电流强度 观察局部皮肤情况 观察患儿精神情况 治疗时间一般为10～20分钟	10		未询问患儿对热的感受3分 未调节电流强度3分 未观察局部皮肤情况扣2分 未观察患儿精神情况3分 若患儿主诉疼痛，治疗部位皮肤出现红疹、疼痛、水泡停止治疗
	治疗结束	取下中药贴片 擦干局部皮肤 观察局部皮肤情况 保暖 交待注意事项	10		未取下中药贴片扣1分 未清洁局部皮肤扣2分 清洁局部皮肤方法不当（不能擦，应沾拭）扣1分 未保暖扣2分 未交待注意事项扣3分 交待不全面扣2分（如避风寒、3小时内禁洗浴、多饮水）
操作后	整理	合理安排体位 整理床单元	3		未安排体位扣1分 未整理床单元扣2分 整理床单元不到位扣1分
	评价	清理用物 中药贴片处理符合要求	5	20	用物处理不符合要求扣2分 未处理扣3分
		询问患者的感受 目标达到的程度 再次核对	7		未评价患者扣3分 评价不符合要求扣2分 用语不当扣1分 未再次核对扣2分
	洗手记录	七步洗手法 按要求记录 签名	5		未洗手扣2分；洗手不符合要求扣1分 未记录扣2分；只口述不记录扣1分 记录内容不全扣1分（日期、床号、姓名、病证、方法、穴位、签名）
终末评价		选穴部位准确 操作熟练 操作流程正确 皮肤情况良好	8	8	每项不符合要求各扣2分
合 计			100		

八、案例分析

病例描述：

患者，男，6岁，1月年前出现咳嗽，连声咳，有痰。曾于其他医院住院治疗，予"阿奇霉素、青霉素"等药物（具体不详）静滴，效果不佳，仍咳嗽，查胸部CT示：左肺下叶肺炎。为求中西医结合系统治疗，门诊以"肺炎"收入院，现患儿咳嗽阵作，痰多质粘，有痰难咯，纳差，眠欠安，小便调，大便偏干，2日1行。

既往史：既往因"支气管肺炎""支气管炎"在其他医院住院治愈出院。

个人史：出生并生长于原籍，第1胎，第1产，足月顺产。无长期外地居住史，预防免疫接种按计划进行。

过敏史、家族史：有阿奇霉素口服及静滴过敏史，否认食物及其他药物过敏史。父母体健，否认家族性遗传病史。

社会、心理状态：医保费用，家庭和睦，治疗配合度高。

体格检查：T37.1℃，P102次/分，R25次分，BP93/72mmHg。

辨症：

望（5）：患者面色红润，舌红，苔白厚。

闻（5）：患者吸气末左肺可闻及湿啰音。

问（5）：患者咳嗽，有痰难咳，纳差，眠差。

切（5）：脉滑数。

主症（10）：咳嗽，连声咳，有痰难咯。

兼症（10）：夜间眠欠安，纳差，大便干。

诊断（10）：肺炎喘嗽。

证属（10）：痰湿闭肺。

病因（5）：外感湿邪，脾常不足，运化不利，酿生痰湿，闭阻与肺。

病位（5）：肺。

辨症分析（10）：痰湿闭肺，肺失宣肃，则至咳嗽、痰多。湿浊困脾，则见纳食不佳。

技术操作方案（10）：

中医技术	穴位或部位
1.穴位贴敷	肺腧
2.耳穴压豆	神门 肺 皮质下 脾 胃 三焦
3.中医定向透药疗法	肺腧

健康指导（10）：

（一）生活起居

1.保持病室环境安静，空气清新流通，温湿度适宜。

2.指导患者多卧床休息，避免劳累、饱餐、情绪激动。

3.起居有常，指导患者做有效咳嗽，协助扣背排痰，空心掌扣背，自下向上，由外向内。

（二）饮食指导

痰湿蕴肺，宜食健脾润燥化痰的食物，如橘皮粥、山药红豆粥。指导患儿少量多次饮水，减轻咳嗽症状，忌食生冷瓜果、甜腻厚味之品。

（三）情志调理

1.保持情绪稳定，多与患者沟通交流。

2.鼓励患者表达内心感受，针对性给予心理支持。

3.指导患者掌握自我排解不良情绪的方法，如音乐疗法、谈心释放法、转移法。

妇科腔内理疗技术

一、概念

妇科腔内理疗是专用于治疗女性妇科疾病的技术。

二、基本知识

其特点在于：电疗、热疗、震动按摩，均安装在理疗棒内，治疗头的电极分布在金属柱状结构，具有活血化瘀、抗炎镇痛的作用，还可以改善子宫内膜血流，提高子宫内膜容受性，从而有助于着床，提高临床妊娠率。

三、适用范围

适用于各种急、慢性疾病引起的盆腔炎、子宫内膜容受性差、排卵障碍的患者。

四、护理评估及观察要点

1. 主要症状、既往史及过敏史，询问是否妊娠，是否月经期。
2. 评估患者感知觉及局部皮肤情况。

五、告知及注意事项

1. 告知

（1）治疗时间一般为20～30分钟。

（2）治疗期间会产生正常的热感和震动感，护士可根据患者感受调节电流强度。

（3）若局部有烧灼感不能耐受时，立即通知护士。

2. 注意事项

（1）治疗部位有金属异物者、带有心脏起搏器者慎用此治疗方法。

（2）患者阴道皮肤黏膜出血、水肿者禁止使用。

（3）注意操作顺序，防止电击患者。

（4）治疗时注意遮挡保护隐私，注意保暖。

（5）治疗过程中要注意观察患者的反应和机器运行情况。

（6）治疗部位皮肤出现红疹、疼痛、水泡等，应立即停止治疗并通知医生，配合处置。

六、操作流程图

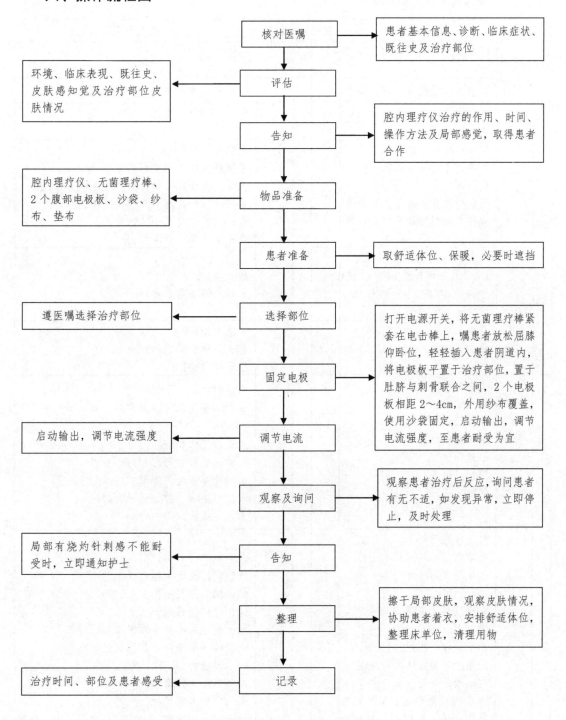

核对医嘱 → 患者基本信息、诊断、临床症状、既往史及治疗部位

评估 → 环境、临床表现、既往史、皮肤感知觉及治疗部位皮肤情况

告知 → 腔内理疗仪治疗的作用、时间、操作方法及局部感觉，取得患者合作

物品准备 → 腔内理疗仪、无菌理疗棒、2个腹部电极板、沙袋、纱布、垫布

患者准备 → 取舒适体位、保暖，必要时遮挡

选择部位 → 遵医嘱选择治疗部位

固定电极 → 打开电源开关，将无菌理疗棒紧套在电击棒上，嘱患者放松屈膝仰卧位，轻轻插入患者阴道内，将电极板平置于治疗部位，置于肚脐与刺骨联合之间，2个电极板相距2～4cm，外用纱布覆盖，使用沙袋固定，启动输出，调节电流强度，至患者耐受为宜

调节电流 → 启动输出，调节电流强度

观察及询问 → 观察患者治疗后反应，询问患者有无不适，如发现异常，立即停止，及时处理

告知 → 局部有烧灼针刺感不能耐受时，立即通知护士

整理 → 擦干局部皮肤，观察皮肤情况，协助患者着衣，安排舒适体位，整理床单位，清理用物

记录 → 治疗时间、部位及患者感受

七、操作考核评分标准

项目		要求	应得分	扣分	扣分细则
素质要求		仪表大方，举止端庄，态度和蔼	5	5	每项不符合要求各扣1分
		服装、仪表整齐，符合要求			服装及仪表不符合要求各扣1分
	护士	核对医嘱： 遵照医嘱要求核对执行单	6		未核对床号、姓名、证型、治疗方法各扣1分
	评估	核对：床号、姓名、诊断 介绍操作方法及目的 评估禁忌症 评估外阴及阴道的皮肤情况 评估患者对感知觉耐受程度 评估病室环境、温度适宜	10	25	未核对腕带扣1分 未解释操作方法和目的各扣1分 未评估禁忌症（如妊娠、月经期）扣2分 未评估外阴及阴道皮肤情况扣2分 未评估患者对感知觉的耐受扣2分 未评估环境、室温扣1分
	物品	腔内治疗仪1台、无菌理疗棒1个、腹部电极板2个、沙袋1个、纱布2块、治疗巾1块、污物桶、手消液	6		缺一项扣2分 一种不符合要求扣1分
	护士	洗手 戴口罩	3		未洗手扣1分 洗手不符合要求扣1分 不戴口罩扣1分
操作步骤	核对体位	再次核对 铺治疗巾 体位舒适合理 确定治疗位置 暴露部位 遮挡 保暖	5	42	未核对扣3分 核对不全（床号、姓名、证型、方法）每项扣1分 未铺治疗巾扣1分 未协助取舒适卧位扣1分 未充分暴露治疗部位扣1分 未遮挡患者（拉上床帘）扣1分 未采取保暖措施扣1分
	操作步骤	打开电源开关 无菌理疗棒紧套在电击棒上 摆体位（屈膝仰卧位） 插入阴道 电极板放于肚脐与耻骨联合之间 两个电极板相距2-4厘米 外用纱布覆盖并用沙袋固定 启动输出 治疗期间会产生正常的热感和震动感，根据患者感受调节电流强度 治疗时间一般为20~30分钟	25		未开电源开关扣1分 操作时污染无菌理疗棒扣5分 体位摆放不符合要求扣5分 操作动作粗暴扣5分 电极板距离不符合要求扣3分 未用纱布覆盖及沙袋固定扣3分 未启动输出扣3分 未调节电流强度扣5分 未询问患者感觉扣2分 如患者主诉疼痛、治疗部位皮肤异常（出现红疹、疼痛、水泡）时均终止操作

项目		要求	应得分	扣分	扣分细则
	观察	观察局部皮肤及病情变化，询问患者有无不适	5		未观察患者皮肤及病情扣3分 未询问患者感受扣2分
	治疗结束	取下电极板及治疗棒擦干局部皮肤	7		未取下电极板扣2分 未及时取下理疗棒扣3分 未擦拭局部皮肤扣2分 擦拭局部皮肤方法不当（不能擦，应沾拭）扣1分 未描述局部皮肤情况扣2分
	整理	合理安排体位 整理床单元	5		安排体位不合理扣1分 未整理床单元扣2分 整理床单元不到位扣1分
		整理用物 探头处理符合要求	5	20	用物处理不符合要求扣1分 未处理扣2分
	评价	评估患者情况 询问患者的自我感觉 再次核对	5		未评估扣1分 未询问患者感觉扣3分 未再核对扣2分
	洗手记录	七步洗手法 记录 签名	5		未洗手扣2分 洗手不符合要求扣1分 未记录扣2分； 只口述不记录扣1分 记录内容不全扣1分（日期、时间、床号、姓名、病证、签名）
		操作熟练、流畅 仪器使用娴熟 护患沟通有效，患者满意	8	8	每项不符合要求各扣2分
合计			100		

八、案例分析

病例描述：

患者，女，33岁，未避孕未再孕半年，拟行取卵术。现患者轻微腹胀，无咳嗽咳痰，无腹痛，无恶心呕吐，无胸闷心慌，纳差，眠可，大便稀，日2～3次，小便调。

既往史：2020年3月因右侧输卵管妊娠行腹腔镜下右侧输卵管切除术，否认其他重大疾病史。

个人史：出生并生长于原籍，无长期外地居住史，否认药物及毒品成瘾史。

过敏史、家族史：否认食物及药物过敏史。

婚育史：已婚，G2P1L1A0，2011年与前夫足月顺产一男婴。

社会、心理状态：家庭和睦，疾病部分认知。

体格检查：T36.5℃，P74次/分，R16次分，BP121/68mmHg。

心电图示：窦性心律。

辨症：

望（5）：患者表情自然，面色红润，舌质淡红，苔薄白。

闻（5）：形体正常，动静姿态，语气清，气息平，无异常气味。

问（5）：患者轻微腹胀。

切（5）：脉沉。

主症（10）：轻微腹胀。

兼症（10）：偶有腹痛。

诊断（10）：不孕症。

证属（10）：气滞血瘀。

病因（5）：素体阳虚。

病位（5）：腹。

辨症分析（10）：患者素性抑郁，气滞而致血瘀，气滞血瘀，胞脉不畅，故不能摄精成孕而致不孕。

技术操作方案（10）：

中医技术	穴位或部位
1.穴位贴敷	心俞 膈俞 脾俞 肾俞
2.耳穴压豆	心 肾 神门 皮质下 交感 内分泌
3.中药泡洗	足部
4.穴位按摩	心俞 神门 内关 气海 关元
5.腔内理疗	

健康指导（10）：

（一）生活起居

1.保持病室环境安静，环境柔和，空气新鲜，温湿度适宜，避免噪音刺激而加重病情。

2.避免劳累、饱餐、情绪激动、寒冷、便秘、感染等诱发因素，戒烟限酒。

3.起居有常，发作时休息，缓解期适当锻炼，如快步走、打太极拳等，以不感疲劳为度。

（二）饮食指导

肾虚者，宜食益气补肾之品，如黑豆、黑米、大枣、枸杞等；少食萝卜、山楂之品。食疗方：鲫鱼豆腐汤等。

（三）情志调理

1.保持情绪稳定，避免不良刺激。

2.鼓励患者表达内心感受，针对性给予心理支持。

3.指导患者掌握自我排解不良情绪的方法，如音乐疗法、谈心释放法、转移法。

神灯照射

一、概念

神灯照射技术是利用红外线光谱渗透性强，辐射频率高的原理，使红外线的波长可以穿透人体真皮层，达到促进血液循环，改善组织代谢和营养状态。

二、基本知识

神灯照射技术可以增强肌肉对关节组织炎症的吸收能力，缓解疼痛症状，促进软组织损伤愈合。

三、适用范围

适应于各种炎症和疼痛：关节炎、风湿性关节炎、肩周炎、急性乳腺炎、静脉炎、伤口轻度感染、伤口愈合、腰背痛、颈肩痛、胃痛、痛经、疥疮肿痛、结块肿块、骨质增生、关节扭伤等疾病有显著疗效。

四、护理评估及观察要点

1. 病室环境及温度。
2. 主要症状、既往史、凝血机制，是否妊娠或月经期。
3. 患者体质及皮肤对温度感觉和耐受程度。
4. 治疗部位的皮肤情况。
5. 体位的耐受程度。

五、告知及注意事项

1. 告知

（1）神灯的作用、操作方法，治疗时间一般为20分钟，每日照射1~2次。以疼痛缓解为宜，切不可急于求成。

（2）治疗过程中如果出现不适或局部感觉温度过热，及时通知护士。

（3）治疗后可饮一杯温开水，夏季治疗部位忌风扇或空调直吹。

2. 注意事项

（1）照射过程中，使患者保持舒适体位，嘱患者如有过热、心慌、头晕等不适，及时告知医护人员。

（2）照射过程中，随时观察患者局部皮肤情况，如皮肤出现桃红色的均匀红斑，为合适剂量；如出现紫红色，应立即停止照射，并涂凡士林或烫伤膏以保护皮肤；皮肤感觉差者，及时调整灯与皮肤的距离，不要过近以防烧伤皮肤。

（3）治疗结束后，嘱患者休息15分钟后再起身活动，局部注意保暖，8小时后再洗澡。

六、操作流程图

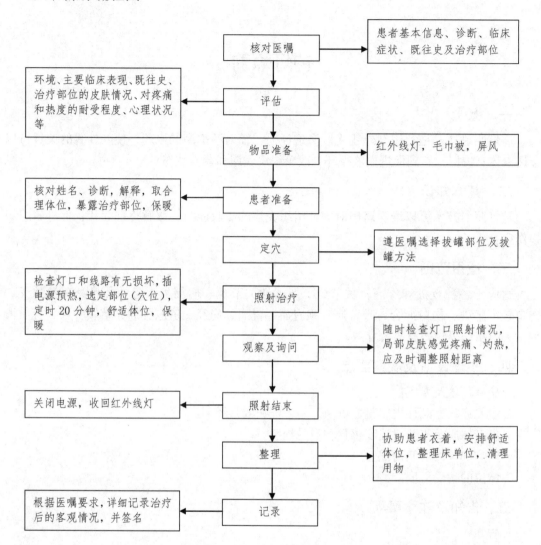

核对医嘱 → 患者基本信息、诊断、临床症状、既往史及治疗部位

环境、主要临床表现、既往史、治疗部位的皮肤情况、对疼痛和热度的耐受程度、心理状况等 ← 评估

物品准备 → 红外线灯，毛巾被，屏风

核对姓名、诊断，解释，取合理体位，暴露治疗部位，保暖 ← 患者准备

定穴 → 遵医嘱选择拔罐部位及拔罐方法

检查灯口和线路有无损坏，插电源预热，选定部位（穴位），定时20分钟，舒适体位，保暖 ← 照射治疗

观察及询问 → 随时检查灯口照射情况，局部皮肤感觉疼痛、灼热，应及时调整照射距离

关闭电源，收回红外线灯 ← 照射结束

整理 → 协助患者衣着，安排舒适体位，整理床单位，清理用物

根据医嘱要求，详细记录治疗后的客观情况，并签名 ← 记录

七、操作考核评分标准

项目		要求	应得分	扣分	扣分细则
素质要求		仪表大方，举止端庄，态度和蔼	5	5	每项不符合要求各扣2分
		服装、仪表整齐，符合要求			服装及仪表不符合要求各扣1分
	护士	核对医嘱 遵照医嘱要求核对执行单	6		未核对床号、姓名、证候、治疗方法、穴位名称各扣2分
	评估	核对：床号、姓名、诊断 介绍 解释 患者理解与配合 评估环境	10	25	未核对床尾卡扣2分 未核对腕带扣2分 未解释操作方法和目的各扣2分 未评估禁忌症（如凝血异常、敏感度、经孕史等）扣2分 评估不全扣1分 未征得患者同意扣2分 未评估治疗部位皮肤情况扣2分 未评估环境扣2分
	物品	神灯1个，毛巾被1个，污物桶、手消液	6		缺一种扣2分 一种不符合要求扣1分
	护士	洗手 戴口罩	3		未洗手扣2分 洗手不符合要求扣1分 不戴口罩扣2分 戴口罩不符合要求或存储不符合要求各扣1分
	核对体位	再次核对 体位舒适合理 遮挡 暴露治疗部位 保暖 确定手指同身寸	7	48	未核对扣3分 核对不全（床号、姓名、证候、方法、穴位）每项扣1分 体位不舒适扣2分 未遮挡患者（拉上床幔）扣2分 暴露部位不充分或暴露过多均扣1分 未暴露扣2分 未采取保暖措施扣1分 使用手指同身寸方法不正确扣1分
	定位	显示定位方法，同时口述取穴方法	5		取穴错误每穴扣2分 口述与实际不符扣2分 未保暖扣1分
		检查灯头、线路有无损坏 预热2-3分钟	8		未检查灯头和线路扣4分 未预热扣4分
		调整灯头位置距离治疗部位15-20cm，定时20分钟（口述） 注意保暖	15		位置选错每处扣5分 操作粗暴扣2分 距离不当扣3分 时间不正确扣2分 未保暖扣2分 皮肤烫伤、衣裤被服等被烫坏均为不合格

项目		要求	应得分	扣分	扣分细则
					（终止操作）
	观察宣教	随时检查灯口的照射情况 观察局部皮肤受热的程度 皮肤有无烫伤 询问患者的感觉 告知患者应注意的事项	6		未观察灯口情况扣3分 未观察患者皮肤情况扣2分 未询问患者的感觉扣1分 未告知注意事项扣5分 告知内容不全（保暖、避风寒、禁抓挠、当日禁洗浴、15分钟后起身活动）每项扣1分
	治疗结束	关闭开关、拔掉电源	4		未关开关扣2分 未拔除电源扣2分。
	评估	评估照射部位情况 并告知患者	3		未评估扣2分 未告知患者治疗部位情况扣1分
	整理	合理安排体位 整理床单元	3		安排体位不合理扣1分 未整理床单元扣1分 整理床单元不符合要求扣1分
		清理用物 神灯处理符合要求	3		用物处理不符合要求扣2分 未处理扣3分
	评价	询问患者的自我感觉 目标达到的程度 再次核对	3	14	未评价扣3分 评价不符合要求扣2分 未再次核对扣2分
	记录	七步洗手法 按要求记录 签名	5		未洗手扣2分 洗手不符合要求扣1分 未记录扣3分 记录内容不全扣1分（日期、床号、姓名、病证、方法、穴位、评价、签名） 只口述不记录扣2分 未签名扣2分
		操作熟练、流畅 治疗部位准确 方法正确恰当 局部皮肤符合要求 患者感觉满意	8	8	每项不符合要求各扣2分
合计			100		

八、案例分析

病例描述：

患者，女，29岁，卵巢囊肿穿刺术后40天，反复发热28天。现患者轻度发热，乏力，肢体沉重，头晕，轻度腹胀，无咳嗽咳痰，无腹痛，无恶心呕吐，无胸闷心慌，纳差，眠可，大便稀，日2～3次，小便调。

既往史：2018年7月13日于平原县第一人民医院行腹腔镜下双侧卵巢子宫内膜异位囊肿剥除+盆腔粘连分离术+宫腔镜下子宫肌瘤切除术+宫颈息肉摘除术，否认其他重大疾病史。

个人史：出生并生长于原籍，无长期外地居住史，否认药物及毒品成瘾史。

过敏史、家族史：否认食物及药物过敏史。

婚育史：已婚，G0。

社会、心理状态：医保费用，家庭和睦，疾病部分认知。

体格检查：T36.5℃，P74次/分，R16次分，BP121/68mmHg。

心电图示：窦性心律 ST-T改变。

辨症：

望（5）：患者表情自然，面色无华，舌质淡，苔白腻。

闻（5）：形体正常，动静姿态，语气清，气息平，无异常气味。

问（5）：患者轻度发热，乏力，肢体沉重，头晕，轻度腹胀。

切（5）：脉滑细数。

主症（10）：反复发热，乏力，头晕。

兼症（10）：轻度腹胀。

诊断（10）：盆腔炎性疾病。

证属（10）：湿热蕴结。

病因（5）：素体阳虚，湿热蕴结，气血瘀阻，心阳不振。

病位（5）：腹。

辨症分析（10）：胸阳失展，气血瘀阻，故胸闷如窒而痛，脉络阻滞，气机痹阻不畅，故血行瘀滞，畏冷伴形寒。

技术操作方案（10）：

中医技术	穴位或部位
1.穴位贴敷	心俞 膈俞 脾俞 肾俞
2.耳穴压豆	心 肾 神门 皮质下 交感 内分泌
3.中药泡洗	足部
4.穴位按摩	心俞 神门 内关 关元 气海　阿是穴
5.神灯药渣	

健康指导（10）：

（一）生活起居

1.保持病室环境安静，环境柔和，空气新鲜，温湿度适宜，避免噪音刺激而加重病情。

2.避免劳累、饱餐、情绪激动、寒冷、便秘、感染等诱发因素，戒烟限酒。

3.起居有常，发作时休息，缓解期适当锻炼，如快步走、打太极拳等，以不感疲劳为度。

（二）饮食指导

湿热蕴结者，宜食清热凉血之品，如苦瓜、西瓜等；少食羊肉、韭菜、龙眼等热性之品。食疗方：薏米绿豆粥等。

（三）情志调理

1.保持情绪稳定，避免不良刺激。

2.鼓励患者表达内心感受，针对性给予心理支持。

3.指导患者掌握自我排解不良情绪的方法，如音乐疗法、谈心释放法、转移法。

下篇　常用穴位指引

取穴方法

一、骨度分寸取穴法

骨度分寸取穴法，又称"骨度法"，即主要以骨节为标志，将两骨节之间的长度折量为一定的分寸，用来确定腧穴位置的方法。现代常用的骨度分寸法始见于《灵枢.骨度》篇，并在长期医疗实践中经过修改和补充而来的。

二、体表标志取穴法

体表标志取穴法是以人体解剖学的各种体表标志为依据来确定腧穴位置的方法。可分为固定标志和活动标志两类。

（一）固定标志

固定标志是指人体表面固定不移，又有明显特征的部位:如依据人的五官、发际线、爪甲、乳头、脐、关节处的横纹，以及骨骼凸起或凹陷处、肌肉隆起等部位作为取穴的标志而言。因此，这些穴位标志都是相对固定的。

（二）活动标志

活动标志是指人体某局部活动后出现的隆起、凹陷、空隙、皱纹等，是通过肌肉筋膜的伸缩、关节的屈伸旋转及活动后皮肤皱起的纹理等形成的标志。

三、手指同身寸取穴法

手指同身寸取穴法，是指依据本人手指为尺寸折量标准来选取穴位的方法，又称"指寸法"。由于人体生长规律的缘故，机体各局部间是相互关联而生长发育的。因此人的手指与身体其他部位在生长发育过程中，在大小、长度上有相对的比例。这样选定同一人体的某手指一部分来作为长度单位，量取本身其他部位的长度是合理可行的。常用的手指同身寸有三种。

（一）横指同身寸法

横指同身寸法，又称"一 夫法"。将食指、中指、环指、小指相并拢，以中指中节横纹处为准，量取四横指之横度，定为3寸。

（二）拇指同身寸法

将拇指伸直，以拇指的指间的宽度作为1寸。

（三）中指同身寸法

将中指屈曲，以中指指端抵在指腹，形成一环状，将食指伸直显露出中指的桡侧面，取其中节上两横纹之间的长度为1寸。

手指同身寸取穴法在应用时较便利，但取穴的准确性稍差。因此该法必须在骨度分寸规定的基础上运用，因此，手指同身寸取穴法被看作是骨度分寸取穴法的补充。

四、简易取穴法

简易取穴法，是历代医家在临床实践中形成的简便易行的取穴方法。这种方法多用于较为主要的穴位取法上。如列缺，让病人左、右两手虎口交叉，一手食指压在另一手腕后高骨正中上方，当食指尖到这处的小凹陷处即为本穴。又如风市，患者两手臂自然下垂，于股外侧中指尖到达处就是本穴。再如垂肩屈肘，肘尖到达躯干侧面的位置即是章门穴，两耳角直上连线中点取百会穴等。这些取穴方法虽不十分精确，但由于穴位并非小的范围，所以完全可以寻找到有较强的感应处，因此在临床上是比较实用、简便的取穴方法。

循经取穴

一、手太阴肺经

手太阴肺经(Lung Melidian of Hand–taiyin, LU)，本经一侧11 个穴(左、右两侧共22个穴)，2个穴在胸上部，9个穴分布在上肢掌面桡侧，首穴中府，末穴少商。

1. 天府

【取穴技巧】坐位，臂向前平举，俯头，鼻尖接触上臂侧处是穴;坐位、微屈肘，肱二头肌外侧沟，腋横纹下3寸处是穴。

【主治】咳嗽、气喘。

2. 尺泽

【取穴技巧】仰掌，微屈肘，肘横纹上，肱二头肌腱桡侧缘凹陷中。

【主治】咳喘，咯血，咽喉肿痛，小儿惊风，吐泻，肘臂挛痛。

3. 孔最

【取穴技巧】尺泽与太渊连线腕潢纹上7寸处。

【主治】咯血，衄血。

4. 列缺

【取穴技巧】腕上1.5寸。两手虎口交叉，一手食指押在另一手桡骨茎突上，食指尖到达之处。

【主治】项强，头痛，咽喉痛。

5. 少商

【取穴技巧】拇指爪甲桡侧缘和基底部各做一线，相交处取穴，去指甲角0.1寸。

【主治】喉痹，鼻衄，昏迷，小儿惊风，中暑呕吐。

6. 鱼际

【取穴技巧】侧掌，微握掌，腕关节稍向下屈，于第1掌骨中点赤白肉际处，掌面骨边取穴。

【主治】咳血，咽喉疼痛，掌心热。

二、手阳明大肠经

手阳明大肠经(Large Intestine Meridian ofHand–yangming,LI),本经一侧 20个穴(左、右两侧共40个穴)，6个穴位在肩、颈和面部，其余14 个穴位则分布在手部及上肢背面的桡侧。首穴商阳，末穴迎香。

1.商阳

【取穴技巧】食指爪甲桡侧缘和基底部各做一线，相交处取穴，去指甲角0.1 寸。

【主治】喉痹，昏厥，热病汗不出。

2. 三间

【取穴技巧】第2掌指关节桡侧后缘.赤白肉际处。

【主治】咽喉肿痛，身热胸闷。

3. 阳溪

【取穴技巧】腕背侧远端横纹桡侧，拇指上翘，当两筋(拇长伸肌与拇短伸肌腱)之间。

【主治】头痛，耳鸣，咽喉肿痛，腕关节扭伤。

4. 合谷

【取穴技巧】在手背，第1、2掌骨间，第二掌骨桡侧的中点处。或以一手的拇指指骨关节横纹，放在另一手拇、食指之间的指蹼缘上，拇指尖下是穴。

【主治】热病无汗，头痛，鼻塞，牙痛，口疮，口眼喝斜，腹痛，痛经。

5. 偏历

【取穴技巧】侧腕屈肘，在阳溪穴与曲池穴连线上，阳溪上3寸，桡骨外侧。

【主治】发热，耳鸣，鼻衄、肠鸣腹痛。

6. 下廉

【取穴技巧】侧腕屈肘，在阳溪穴与曲池穴连线上，曲池下4寸，桡骨外侧。

【主治】腹痛，腹胀，上肢不遂。

7. 手三里

【取穴技巧】侧腕屈肘，在阳溪与曲池穴连线上、曲池下2寸桡骨内侧。

【主治】腹痛，吐泻，手臂麻木。

8. 曲池

【取穴技巧】侧腕屈肘，肘横纹头处，桡骨内侧。

【主治】咽喉肿痛，发热，腹痛，吐泻，瘾疹，上肢不遂，高血压。

9. 臂臑

【取穴技巧】三角肌前下缘与肱骨的交点处。曲池与肩隅连线上，曲池上7寸。

【主治】肩臂痛，上肢不遂，颈项拘急，目赤痛，目不明，瘰疬。

10. 肩髃

【取穴技巧】在肩峰前下方，当肩峰与肱骨大结节之间凹陷处。臂平举，肩部出现2个凹陷，肩前下方凹陷即是该穴。

【主治】肩臂痛，手臂挛急，半身不遂。

11. 迎香

【取穴技巧】在面部，鼻翼外缘中点旁，鼻唇沟中。

【主治】鼻炎，鼻窦炎，鼻衄，口眼蜗斜，嗅觉减退，胆道蛔虫病，便秘，面肌痉挛。

三、足阳明胃经

足阳明胃经(Stomach Meridian of Foot-yangmmg,ST),本经一侧45个穴(左、右两侧共90个穴)，8个穴在头面部，3个穴在颈肩部，19 个穴在胸腹部，其余穴分布在下肢前外侧面。首穴承泣，末穴厉兑。

1. 天枢

【取穴技巧】在腹部，横平脐中，前正中线旁开2寸处。

【主治】呕吐纳呆，腹胀肠鸣，绕脐切痛，脾泄不止，赤白痢疾，便秘。

2. 外陵

【取穴技巧】在下腹脐中下1寸，前正中线旁开2寸处。

【主治】腹痛，腹胀，疝气，痛经。

3. 大巨

【取穴技巧】在下腹部，脐中下2寸，前正中线旁开2寸处。

【主治】便秘，腹痛，遗精，小便不利。

4. 水道

【取穴技巧】在下腹部，脐中下3寸，前正中线旁开2寸处。

【主治】便秘，腹痛，痛经，水肿，小便不利。

5. 归来

【取穴技巧】在下腹部，脐中下4寸，前正中线旁开2寸处。

【主治】腹痛，疝气，经闭，白带。

6. 梁

【取穴技巧】髂前上棘至髌底外缘连线，髌底上2寸。

【主治】胃脘痛，肠鸣泄泻，膝脚腰痛。

7. 犊鼻

【取穴技巧】屈膝，髌韧带外侧凹陷中。

【主治】膝脚腰痛，冷痹不仁。

8. 足三里

【取穴技巧】犊鼻下3寸，距离胫骨前嵴横指处，犊鼻与解溪连线上。

【主治】胃痛，呕吐，腹胀，泄泻，便秘，心悸气短，不寐，癫狂，下肢不遂，身体虚弱。

9. 上巨虚

【取穴技巧】犊鼻下6寸，犊鼻与解溪连线上。

【主治】泄泻，便秘，腹胀，肠鸣，肠痈。

10. 下巨虚

【取穴技巧】犊鼻下9寸，犊鼻与解溪连线上。

【主治】腹痛，便秘，腹泻。

11. 丰隆

【取穴技巧】犊鼻与外踝尖连线中点，条口穴外侧一横指。

【主治】腹痛，癫痫，咳逆，哮喘。

12. 解溪

【取穴技巧】平齐外踝高点，在足背与小腿交界的横纹上，晦长伸肌腱与趾长伸肌腱之间。

【主治】头痛，腹痛，便秘，口臭，踝关节痛。

13. 冲阳

【取穴技巧】解溪穴下约1.3寸，足背动脉搏动处。

【主治】足软无力，足背红肿，癫狂。

14. 内庭

【取穴技巧】第2.3趾间，第2跖趾关节前方端凹陷中，趾蹼缘后方赤白肉际处。

【主治】腹痛，泄泻，齿痛，鼻衄，咽痛，失眠，发热。

15. 厉兑

【取穴技巧】第2足趾爪甲外侧缘和基底部各做一线，相交处取穴，去趾甲角0.1寸。

【主治】鼻衄，面肿，咽痛，齿痛，发热，多梦。

四、足太阴脾经

足太阴脾经(Spleen Meridian of Foot-taiyin, SP),本经一侧21个穴(左、右两侧共42个穴)，11个穴分布在下肢内侧面，10个穴分布在腹部、侧胸部。首穴隐白，末穴大包。

1. 隐白

【取穴技巧】大趾爪甲内缘和基底部各做一线，相交处取穴，去趾甲角0.1寸。

【主治】月经不调，崩漏，癫狂，多梦，腹胀，腹泻。

2. 公孙

【取穴技巧】在小腿内侧，内踝尖上3寸，胫骨后缘处。

【主治】呕吐，胃脘痛，痢疾，水肿，烦心失眠，心悸，嗜卧。

3. 商丘

【取穴技巧】内踝前下缘凹陷，舟骨粗隆与内踝尖连线中点。

【主治】腹泻，便秘，舌痛，咳嗽，踝关节扭伤。

4. 三阴交

【取穴技巧】在小腿内侧，内踝尖上3寸，胫骨后缘处。

【主治】腹痛，泄泻，月经不调，崩漏，赤白带下，水肿，小便不利，遗精，阳痿，失眠，足痿痹痛，荨麻疹。

5. 阴陵泉

【取穴技巧】在小腿内侧，胫骨内侧髁下缘凹陷处。

【主治】腹痛，腹泻，水肿，小便不利。

6. 血海

【取穴技巧】于髌骨内上缘上2寸，股内侧肌凸起高点。简便取法，医师面对病人，用手掌按在病人髌骨上，掌心对准其顶端，拇指向内侧，拇指尖所指处。

【主治】腹胀，月经不调，痛经，荨麻疹，皮肤瘙痒，膝关节炎。

7. 大横

【取穴技巧】平脐中，旁开4寸。

【主治】绕脐痛，腹泻，痢疾，便秘。

五、手少阴心经

手少阴心经(Heart Meridian of Hand-shaoyin,HT)，本经一侧9个穴(左、右两侧共18个穴)，1个穴分布在腋窝部，8个穴分布在上肢掌侧面的尺侧。首穴极泉，末穴少冲。

1. 极泉

【取穴技巧】在上臂外展，腋窝中，腋动脉搏动处。

【主治】心悸，胸闷，上肢 麻木疼痛。

2. 通里

【取穴技巧】尺侧腕屈肌腱桡侧缘，腕横纹上1.5寸。

【主治】心悸，神志恍惚，失语，手臂麻木。

3. 神门

【取穴技巧】腕横纹尺侧端，尺侧腕屈肌腱的桡侧凹陷处。

【主治】心悸，失眠，痴呆，头痛，咽干失音手臂痛麻。

4. 少府

【取穴技巧】第5掌指关节后，第4、5掌骨间。简便取穴:仰掌屈指，小指末端所抵手掌处。

【主治】心悸，痴呆，发热，阴痒，口疮，小指拘挛。

5. 少冲

【取穴技巧】小指爪甲桡侧缘和基底部各做一线，相交处取穴，去指甲角0.1寸。

【主治】癫狂，发热，中风昏迷。

六、手太阳小肠经

手太阳小肠经穴(Small Intestine Meridian of Hand-taiyang, SI)，本经一侧19个穴(左、右两侧共38个穴)，4个穴分布在头颈部，7个穴分布在肩背部，8个穴分布在上肢外侧面的后缘。首穴少泽，末穴听宫。

1. 少泽

【取穴技巧】小指爪甲尺侧缘和基底部各做一线，相交处取穴，去指甲角0.1寸。

【主治】中风昏迷，目昏，产后无乳。

2. 后溪

【取穴技巧】手掌尺侧赤白肉际，第5掌指关节后方凹陷中。

【主治】头项痛，上肢不遂，目眩，耳鸣，疟疾，癫狂。

3. 肩贞

【取穴技巧】上臂内收，肩关节后下方，腋后纹头直上1寸。

【主治】肩胛痛，手臂麻痛。

4. 天宗

【取穴技巧】肩胛冈中点下缘下1寸。

【主治】肩胛痛，乳痈。

5. 秉风

【取穴技巧】肩胛冈中点上缘上1寸。

【主治】肩胛痛拘挛。

七、足太阳膀胱经

足太阳膀胱经(Bladder Meridian of Foot-taiyang, BL),本经一侧67个穴(左、右两侧共134个穴)，49个穴分布在头面部、颈部、背腰部，18个穴分布在下肢后面的正中线和足的外侧部。首穴睛明，末穴至阴。

1. 大杼

【取穴技巧】第1胸椎棘突下，后正中线旁开1.5寸。

【主治】颈项强，肩背痛，喘息，胸肋支满。

2. 肺俞

【取穴技巧】第3胸椎棘突下，后正中线旁开1.5寸。

【主治】咳喘，胸痛，脊背痛。

3. 心俞

【取穴技巧】第5胸椎棘突下，后直正中线旁开1.5寸。

【主治】心悸，胸闷，咳嗽，失眠，健忘，梦遗，盗汗。

4. 膈俞

【取穴技巧】第7胸椎棘突下，后正中线旁开1.5寸。

【主治】咯血，衄血，便血，心悸，胸痛，呕吐，呃逆。

5. 肝俞

【取穴技巧】第9胸椎棘突下，后正中线旁开1.5 寸。

【主治】腹胀，胸肋支满，黄疸，目赤痛痒，吐血，月经不调，颈项强痛，腰背痛，寒疝。

6. 胆俞

【取穴技巧】第10胸椎棘突下，后正中线旁开1.5寸。

【主治】黄疸，口苦，肺痨。

7. 脾俞

【取穴技巧】第11胸椎棘突下，后正中线旁开1.5寸。

【主治】腹痛，呕吐，泄泻，便血。

8. 胃俞

【取穴技巧】第12胸椎棘突下，后正中线旁开1.5寸。

【主治】胃痛，呕吐，疳积。

9. 三焦俞

【取穴技巧】第1腰椎棘突下，后正中线旁开1.5寸。

【主治】水肿，小便不利，肠鸣泄泻。

10. 肾俞

【取穴技巧】第2腰椎棘突下，后正中线旁开1.5寸。

【主治】遗精，阳痿，月经不调，遗尿，水肿，目昏，耳鸣，腰膝酸痛。

11. 气海俞

【取穴技巧】第3腰椎棘突下，后正中线旁开1.5寸。

【主治】痛经，痔漏，腰痛，腿膝不利。

12. 大肠俞

【取穴技巧】第4腰椎棘突下，后正中线旁开1.5寸。

【主治】腹痛，泄泻，便秘，腰脊强痛等。

13. 关元俞

【取穴技巧】第5腰椎棘突下，后正中线旁开1.5寸。

【主治】腹胀，泄泻，小便不利，遗尿，腰痛。

14. 小肠俞

【取穴技巧】平第1骶后孔，骶正中嵴旁1.5寸。

【主治】痢疾，泄泻，疝气，痔疾。

15. 膀胱俞

【取穴技巧】平第2骶后孔，骶正中嵴旁1.5寸。

【主治】小便赤涩，癃闭，遗尿，遗精。

16. 委中

【取穴技巧】腘横纹中点，当股二头肌腱与半肌腱的中间。

【主治】腰脊痛，半身不遂，疔疮，腹痛，吐泻。

17. 胃仓

【取穴技巧】第12胸椎棘突下，后正中线旁开3寸。

【主治】胃痛，食积，腹胀，脊背痛。

18. 承山

【取穴技巧】伸小腿，腓肠肌两肌腹与肌腱交角处。

【主治】痔，便秘，腰背痛，腿痛，腹痛。

19. 飞扬

【取穴技巧】昆仑直上7寸。

【主治】头痛，鼻塞，膝胫无力，小腿酸痛。

20. 昆仑

【取穴技巧】外踝尖与跟腱之间的凹陷中。

【主治】头痛，颈项强硬，腰骶痛，癫痫。

21. 申脉

【取穴技巧】外踝尖直下，外踝下缘与跟骨之间凹陷中。

【主治】头痛，眩晕，失眠，癫痫。

22. 至阴

【取穴技巧】小趾爪甲外缘和基底部各做一线，相交处取穴，去趾甲角0.1寸。

【主治】头痛，鼻塞，胎位不正，难产

八、足少阴肾经

足少阴肾经(Kidney Meridian of Foot Shaoyin，KI)，本经一侧27个穴(左、右两侧共54个穴),10个穴分布在足、下肢内侧后缘，17个穴分市在胸腹部。首穴涌泉，末穴俞府。

1. 涌泉

【取穴技巧】屈足卷趾时，足底前1/3凹陷中。

【主治】癫痫，惊风，头痛，咽干，咳喘，小便不利，难产。

2. 太溪

【取穴技巧】内踝尖与跟腱之间的凹陷中。

【主治】小便不利，遗尿，水肿，遗精，阳痿，月经不调，失眠，健忘，头痛，牙痛，耳鸣虚劳，消渴，腰膝酸软，足痛。

3. 水泉

【取穴技巧】太溪直下1寸，跟骨结节内侧凹陷中。

【主治】小便不利，足跟痛。

4. 照海

【取穴技巧】内踝尖直下，内踝下缘0.4寸。

【主治】咽喉肿痛，心痛，便秘，月经不调，痛经，遗尿，痫病夜发。

九、手厥阴心包经

手厥阴心包经(Pericardium Meridian of Hand-jueyin, PC),本经一侧9个穴(左、右两侧共18个穴)8个穴分布在上肢内侧中间，1个穴分布在前胸部首穴天池，末穴中冲。

1. 曲泽

【取穴技巧】肘横纹上，肱二头肌腱的尺侧缘凹陷处。

【主治】霍乱，肘臂挛痛，痧证，风疹。

2. 郄门

【取穴技巧】腕横纹上5寸，掌长肌腱与桡侧腕屈肌腱之间。

【主治】心痛，心悸。

3. 内关

【取穴技巧】腕横纹上2寸，掌长肌腱与桡侧腕屈肌腱之间。

【主治】心悸，胃痛，呕吐，呃逆，失眠。

4. 大陵

【取穴技巧】腕横纹上，掌长肌腱与桡侧腕屈肌腱之间。

【主治】喜笑不休，脏躁。

5. 劳宫

【取穴技巧】掌心横纹中，当第2.3掌指关节之后，

【主治】心烦善怒，癫狂，小儿惊厥。

6. 中冲

【取穴技巧】手中指尖的中点。

【主治】心痛，心烦，中风，昏厥，目赤，舌本痛。

十、手少阳三焦经

手少阳三经穴(Triple Energizer Meridian of Hand-shaoyang, TE)，本经一侧23个穴(左、右

两侧共46个穴)，13 个穴分布在上肢背面，10 个穴分布在颈、侧头部。首穴关冲，末穴丝竹空。

1. 关冲
【取穴技巧环指爪甲尺侧缘和基底部各做一线，相交处取穴，去指甲甲0.1寸。
【主治】头痛，发热。

2. 液门
【取穴技巧】当第4.5指间，掌指关节前方凹陷中。
【主治】头痛，耳鸣，咽痛，疟疾。

3. 中渚
【取穴技巧】当第4.5指间，掌指关节后方凹陷中。
【主治】耳鸣，发热，手指拘挛。

4. 阳池
【取穴技巧】腕背侧横纹上，指伸肌腱的尺侧缘凹陷中。
【主治】耳鸣，消渴，腕关节痛。

5. 外关
【取穴技巧】阳池上2寸，尺骨与桡骨之间。
【主治】热病，头痛，耳鸣，惊风，肋痛。

6. 臑会
【取穴技巧】肘尖与肩髎连线上，肩髎下3寸，三角肌后缘。
【主治】肩臂痛，瘰疬。

7. 肩髎
【取穴技巧】肩峰后下际，上臂外展平举，肩关节后呈现的凹陷中。
【主治】肩胛肿痛，肩臂痛，瘿气，瘰疬。

十一、足少阳胆经

足少阳胆经穴(Gallbladder Meridian of Foot-shaoyang, GB)，本经一侧 44个穴位(左右两侧共88个穴)，20个穴分布在头面部，1个穴分布在肩部，7个穴分布在侧胸部、腰腹部，16 个穴位分布在下肢外侧面。首穴瞳子髎，末穴足窍阴。

1. 风池
【取穴技巧】胸锁乳突肌上端与斜方肌上端之间的凹陷中，平风府穴。
【主治】头痛，发热，颈项强痛，目赤痛，鼻衄，耳鸣，失眠，癫痫。

2. 肩井
【取穴技巧】大椎与肩峰外端连线的中点。
【主治】肩臂痛，乳腺炎。

3. 环跳
【取穴技巧】侧卧位，于大转子后凹陷处，约当股骨大转子与骶管裂孔连线的外1/3处。
【主治】腰胯痛，下肢痿痹，风疹，半身不遂。

4. 风市

【取穴技巧】直立，两手自然下垂，当中指尖止处取穴，或侧卧，于股外侧中线，距腘横纹上7寸处取穴。

【主治】半身不遂，下肢痿痹，遍身瘙痒。

5. 膝阳关

【取穴技巧】股骨外上髁后上缘，股二头肌腱与髂胫束之间的凹陷处。

【主治】膝膑肿痛，腘筋挛急，小腿麻木等。

6. 阳陵泉

【取穴技巧】腓骨头前下方凹陷中。

【主治】耳鸣，目痛，胸胁痛，咳喘，黄疸，膝肿痛，下肢痿痹，半身不遂。

7. 悬钟

【取穴技巧】外踝尖上3寸，腓骨后缘。

【主治】颈项强，四肢关节酸痛，半身不遂，胸胁痛，耳鸣

8. 丘墟

【取穴技巧】外踝的前下方，趾长伸肌腱的外侧凹陷中。

【主治】胸胁痛，疝气。

十二、足厥阴肝经

足厥阴肝经(Liver Meridian of Foot-jueyin, LR),本经一侧14个穴(左、右两侧共28个穴)，2个穴在胸胁部，12个穴分布在下肢内侧面。首穴大敦，末穴期门。

1. 大敦

【取穴技巧】晦趾爪甲外缘和基底部各做一线，相交处取穴，去趾甲甲0.1寸。

【主治】经闭，崩漏，阴挺，疝气，遗尿，癃闭。

2. 行间

【取穴技巧】第1、2趾间，趾蹼缘后方，跖趾关节前方凹陷处。

【主治】头痛，目赤，胸胁胀痛，心烦，咳血，通经。

3. 太冲

【取穴技巧】第1、2趾骨间，跖骨底结合部前方凹陷中。

【主治】头痛，咽痛，失眠，疝气，遗尿，胸胁痛，月经不调，痛经，腿软无力，惊风，癫痫。

4. 期门

【取穴技巧】第11肋游离端的下际。

【主治】脘腹胀痛，胸胁满，饮食不下。

十三、督脉

督脉(Governor Vessel, GV),本经共29个穴，分布在头、面、项、背、腰、骶部后正中线上。首穴长强，末穴龈交。(2006年9月，中华人民共和国国家标准《腧穴名称与定位》(G13/T12346-2006)将印堂穴归入督脉。

1. 腰阳关

【取穴技巧】第4腰椎棘突下凹陷中，后正中线上，约与髂嵴相平。

【主治】腰骶痛，下肢痿痹，遗精，阳痿，月经不调。

2. 命门

【取穴技巧】第2腰椎棘突下凹陷中，后正中线上。

【主治】遗精，阳痿，不孕，虚损腰痛，下肢痿痹。

3. 悬枢

【取穴技巧】第1腰椎棘突下凹陷中，后正中线上。

【主治】腹痛，腹胀，完谷不化，泄泻，腰脊强痛。

4. 至阳

【取穴技巧】第7胸椎棘突下凹陷中，后正中线上。

【主治】胸胁胀痛，黄疸，腰痛，脊强。

5. 大椎

【取穴技巧】第7颈椎棘突下凹陷中，后正中线上。

【主治】恶寒发热，头项强痛，肩背痛，风疹，咳喘，癫狂。

6. 风府

【取穴技巧】后正中线上，入发际0.5寸。

【主治】舌缓不语，头痛。

7. 百会

【取穴技巧】正中线上，后顶上1.5寸，后发际直上7寸。或两耳尖连线与头正中线交点。

【主治】昏迷，中风，癫痫，眩晕，头痛，脱肛，痔疾，阴挺。

8. 印堂

【取穴技巧】两眉毛内侧端中间凹陷处。

【主治】失眠，癫痫，鼻衄。

十四、任脉

任脉(Conception Vessel,CV)，本经共24个穴，分布在面、颈、胸、腹前正中线上。首穴会阴，莫穴承浆。

1. 曲骨

【取穴技巧】前正中线上，耻骨联合上缘凹陷处。

【主治】遗精，阳痿，月经不调，遗尿。

2. 关元

【取穴技巧】前正中线上，脐下3寸。

【主治】腹痛，阳痿，闭经，不孕，虚劳。

3. 气海

【取穴技巧】前正中线上，脐下1.5寸。

【主治】小腹疾病，妇人疾病，肠胃疾病，虚证。

4. 神阙

【取穴技巧】脐中央

【主治】虚寒厥逆，腹痛，月经不调，崩漏，遗精，遗尿，不孕。

5. 下脘

【取穴技巧】前正中线上，脐上2寸。

【主治】腹痛，腹胀，呕吐，呃逆。

6. 中脘

【取穴技巧】上腹部，胸骨下端和脐连接线中点(脐中上4寸)。

【主治】消化系统疾病，癫狂，月经不调。

7. 上脘

【取穴技巧】前正中线上，脐上5寸。

【主治】胃脘痛，呕吐，呃逆，纳呆

8. 膻中

【取穴技巧】胸部，当前正中线上平第4肋间，两乳头连线的中点。

【主治】胸闷，心悸，咳喘，产妇乳少。

9. 天突

【取穴技巧】前正中线上，胸骨上窝中。

【主治】哮喘，咳嗽，咽痛。

十五、经外奇穴

经外奇穴(Extra points,EX)是指既有定的名称，又有明确的位置，但尚未归入或不便归入十四经脉系统的腧穴。

1. 太阳

【取穴技巧】眉梢与目外眦之间向后约1横指的凹陷中。

【主治】失眠，头痛，眩晕。

2. 耳尖

【取穴技巧】折耳向前，耳郭的最高点。

【主治】急性结膜炎，发热，咽痛。

3. 血压点

【取穴技巧】平第6~7颈椎棘突之间，后正中线旁开2寸。

【主治】高血压，低血压，颈椎病，落枕。

4. 八邪

【取穴技巧】在手背侧，第1至第2指蹼缘后方赤白肉际处，左右共8个穴。

【主治】手指麻木，头痛，咽痛。

5. 四缝

【取穴技巧】在第2~5指掌侧，尺侧端指关节的中央，一侧4个穴，左、右共8个穴。

【主治】疳积，小儿消化不良。

6. 十宣

【取穴技巧】在手十指尖端，距指甲游离缘0.1寸，左、右共10个穴。

【主治】昏迷，急性扁桃体炎，高血压。

7. 内膝眼

【取穴技巧】在髌韧带两侧凹陷处，在内侧的称内侧眼，在外侧的称外膝眼。

【主治】膝关节痛。

8. 胆囊

【取穴技巧】阳陵泉直下2寸。

【主治】慢性胆囊炎，胆石症，胆绞痛。

9. 阑尾

【取穴技巧】足三里与上巨虚两穴之间压痛最明显处，约在足三里穴下2寸。

【主治】阑尾炎，胃炎，消化不良。

10. 内踝尖

【取穴技巧】在踝区，内踝尖的最凸起处。

【主治】下牙痛，腓肠肌痉挛。

11. 外踝尖

【取穴技巧】在踝区，外踝的最凸起处。

【主治】淋证。

临床常用体穴处方

1.阳溪

风热头痛配风池、头维、合谷；

耳鸣、耳聋配翳风、听会、中渚、完骨、风池；

腕痛、活动不利配阳池、外关、腕骨、合谷。

2.肩髃

肩背痛配肩髎、肩贞、大椎、臑俞；

上肢不遂、疼痛配曲池、手三里、外关、合谷；

风热风疹配大椎、鱼际、三阴交。

3.迎香

鼻炎、鼻窦炎配印堂、风池、翳风、列缺、合谷；

胃火鼻衄配内庭、上星、二间；

口眼㖞斜配地仓、颊车、合谷、阳白、四白。

4.天枢

寒湿泄泻配下脘、梁门、梁丘、上巨虚、下巨虚、阴陵泉；

脾胃虚弱泄泻配中脘、足三里、脾俞、胃俞：

脾胃阳虚泄泻配肾俞、命门、足三里、脾俞；

热结便秘配合谷、曲池、腹结、上巨虚；

气血虚弱配脾俞、胃俞、大肠俞、三阴交、足三里、关元。

5.归来

寒积腹痛配中脘、足三里、关元、合谷；

阴睾上缩入腹配期门、大横、气海、三角灸；

脾虚阴挺配百会、气海、维道、足三里、三阴交；

脾虚带下配气海、带脉、白环俞、三阴交、足三里。

6.上巨虚

寒积腹中切痛、肠鸣配中脘、足三里、大横、公孙、合谷、神阙；

食滞腹痛、腹胀配下脘、梁门、天枢、曲池；

湿热泄泻配天枢、合谷、阴陵泉、下巨虚、内庭；

热结便秘配合谷、曲池、腹结、天枢。

7.解溪

阳明眉棱骨痛、头痛配头维、阳白、太阳、上星、合谷、印堂；

足踝中痛配丘墟、商丘、申脉、三阴交。

8.冲阳

脾胃虚弱胃痛配脾俞、中脘、胃俞、足三里；

足痿无力配足三里、丰隆、阳陵泉、条口、三阴交；

足背红肿配解溪、丘墟、足临泣、八风。

9.商丘

脾虚腹泻配中脘、天枢、足三里、脾俞、关元俞；

脾虚痰饮嗜卧配脾俞、丰隆、阴陵泉、神门；

踝关节扭伤配丘墟、解溪、三阴交、昆仑。

10.阴陵泉

脾虚腹胀、腹泻配脾俞、天枢、下脘、三阴交；

湿热黄疸配至阳、腕骨、太冲、阳陵泉；

膀胱湿热小便不利配三阴交、膀胱俞、中极；

膝痛配阳陵泉、足三里、犊鼻、鹤顶。

11.大横

脾虚泄泻配中脘、天枢、脾俞、足三里；

热结便秘配合谷、曲池、腹结、上巨虚；

寒积便秘配气海、照海、石关、肾俞、关元俞。

12.通里

心气虚惊恐配巨阙、心俞、神门、间使；

风热头痛、目眩配太阳、风池、合谷、率谷、通天；

舌强不语配廉泉、合谷、劳宫。

13.神门

心气虚心悸配心俞、巨阙、大陵、内关；

心脾两虚健忘失眠配脾俞、心俞、三阴交；

头痛配合谷、列缺、百会、四神聪、太阳。

14.少府

痰火心悸配灵道、郄门、丰隆、肺俞；

湿热阴痒配中极、血海、三阴交、蠡沟。

15.少冲

中风昏迷配合谷、风府、十宣；

痰火扰心狂证配水沟、上脘、丰隆、大钟、神门；

瘀血胸肋痛配膻中、巨阙、膈俞、阴郄、中冲。

16.肩贞

肩痛配肩髎、肩髃、巨骨；

肩胛痛配肩髃、天宗、秉风；

手臂麻痛不举配肩髎、曲池、支正、外关、合谷。

17.心俞

心悸配巨阙、间使、神门；

心脾两虚失眠健忘配脾俞、神门、足三里、三阴交；

痰浊蒙心癫证配神门、大陵、膻中、丰隆、三阴交；

热扰胸中心烦配少府、内关、上脘、太冲、尺泽。

18.胆俞

肝郁协痛配肝俞、期门、侠溪、中庭；

肝郁化火口苦咽痛配侠溪、液门、足临泣、足窍阴、间使；

湿热黄疸配肝俞、至阳、阳陵泉、太冲腕骨；

胆火犯胃呕吐、饮食不下配间使、足临位、中诸、公孙、内关。

19.胃俞

脾胃虚弱胃痛配脾俞、中脘、章门、足三里、三阴交；

痰饮反胃呕吐配章门、公孙、中脘、丰隆；

完谷不化配中脘、天枢、足三里、脾俞、足三里、公孙；

肝郁肋痛泛酸配肝俞、期门、侠溪、中庭。

20.气海俞

气滞血瘀痛经配气海、太冲、三阴交；

大肠瘀滞痔痰配血海、次谬、长强、会阳、禾山、二白；

瘀血腰痛配腰阳关、大肠俞、委中、阿是穴。

21.大肠俞

寒积腹痛配大横、合谷、足三里、公孙、中脘；

湿热泄泻、肠鸣配天怄、合谷、阴陵泉、上巨虚、下巨虚；

热结便秘配合谷、曲池、腹结、上巨虚；

腰脊强痛配肾俞、命门、腰阳关、委中。

22.关元俞

阳虚腹胀、腹痛配脾俞、肾俞、关元、章门、三阴交；

脾肾阳虚小便不利配脾俞、肾俞、三焦俞、气海、委阳、阴谷；

肾虚遗尿配关元、中极、肾俞、膀胱俞，太溪；

腰痛配肾俞、腰阳关、命门、委中、大溪、三阴交。

23.小肠俞

湿热泄泻配阴陵泉、合谷、下巨虑、天沤；

湿热瘀滞痔疾配次髎、长强、会阳、承山二白；

疝气配大敦、照海、阴陵泉。

24.膀胱俞

膀胱湿热小便不利配中极、阴陵泉、三阴交、行间；

肾遗精配肾俞、志室、气海、足三里、三阴交；

肾阳不足遗尿配关元、中极、肾俞、太溪。

25.胃仓

食积胃痛、腹张配下脘、足三里、腹结、璇玑、梁门；

脾虚小儿食积配脾俞、足三里、中院，章门。

26.承山

腰痛配肾俞、命门、阳关、委中；

腿痛转筋配委中、承筋、阳陵泉、足三里；

痔配次髎、长强、会阳、二白。

27.飞扬

风热头痛配风池、上星、头维、合谷；

腰背痛配肾俞、命门、腰阳关、大肠俞、华佗夹脊、委中；

腿软无力配环跳、阴市、足三里、阳陵泉、承山、太溪。

28.郄门

肺热咳血配尺泽、鱼际、孔最、颈百劳；

肝火鼻衄配兑端、行间、曲泉、委中；

瘀血心痛配膻中、巨阙、膈俞、心俞；

阴虚火旺失眠配太陵、神门、太便、大神。

29.大陵

心气虚心悸配心俞、巨阙、间使、神门；

痰蒙心窍喜笑悲恐脾腧、心俞、三阴交、袖门、丰隆、大渊；

腕关节痛配阳谷、阳溪、阳池。

30.劳宫

中风昏迷配水沟、十二井穴、太冲、丰隆；

中暑昏迷配水沟、十宣、百会、曲泽、委中；

心脾积热口疮、口臭配金津、玉液、内庭、少泽。

31.中冲

中风昏速、舌强不语配水沟、太冲、丰隆、劳宫、曲泽；

热入营血昏厥配曲泽、少冲、委中、曲池；

胃热舌下肿痛配金津、玉液、龈交、合谷、内庭。

32.关冲

中暑昏迷配水沟、十宣、委中、曲泽、曲池；

风热目赤配睛明、太阳、合谷、太冲；

风热咽喉肿痛配尺泽、合谷、曲泽、少商。

33.阳池

少阳风火耳聋配翳风、耳门、角孙、侠溪；

疟疾寒热往来配大椎、后溪、液门、曲池；

腕关节痛配外关、阳溪、腕骨。

34.肩髎

肩胛肿痛配天宗、曲垣、天髎；

肩臂痛配肩髃、曲池；

瘿气配气舍、间使、太冲、太溪。

35.肩井

肩背痹痛配秉风、曲垣、肩贞；

手臂不举配肩髃、肩贞、臂臑、曲池、外关；

气郁乳痈配期门、行间、内关、天池。

36.环跳

腰胯痛配腰阳关、大肠俞、委中，秩边；

半身不遂、下肢痿痹配风市、阳陵泉、悬钟、委中、足三里；

膝踝肿痛不能侧转配阳陵泉、犊鼻、丘墟、昆仑；

遍身风疹配内关、曲池、血海、阳溪。

37.悬钟

下肢不遂配环跳、风市、委中、阳陵泉、足三里；

颈项强痛大椎、风池、天柱、后溪；

湿热胁痛、腋下肿配期门、阳陵泉、太冲、日月、天池。

38.丘墟

肝郁气滞胸胁痛配侠溪、期门、中庭、膻中；

下肢痿痹、中风瘫配环跳、风市、阳陵泉、足三里、悬钟；

外踝肿痛配解溪、申脉、昆仑。

39.大敦

肝郁血瘀月经不调配膈俞、血海、地机、太冲、三阴交、蠡沟；

血热血崩配气海、三阴交、隐白、血海、水泉；

寒凝阴缩配急脉、中极、蠡沟、三阴交、三焦俞。

40.期门

肝郁胸胁胀满痛配肝俞、侠溪、中庭；

湿热胸胁痛配日月、支沟、三阴交、太冲；

血瘀胁下积聚配章门、石门、阳陵泉、太冲；

疟疾配大椎、后溪、液门、曲池；

伤寒热入血室配章门、肝俞、太冲、侠溪；

肝气犯胃呕吐配上脘、阴陵泉、太冲、梁门、神门；

肝郁胃痛、吞酸配阳陵泉、内关、公孙、行间；

饥不欲食配阴陵泉、下脘、梁门、足三里。

41.命门

肾虚遗精配肾俞、志室、气海、三阴交；

肾虚遗尿配膀胱俞、关元、中极、肾俞、太溪；

肾虚头晕配肾俞、百会、风池、足三里；

肾精亏虚耳鸣配翳风，听会、肾俞、关元、太溪；

肾虚腰痛配肾俞、腰阳关、太溪、委中。

42.悬枢

脾肾阳泄泻配肾、天枢、足三里；

阳虚腹痛、腹胀配脾俞、肾俞、章门、关元、足三里；

腰脊强痛配肾俞、命门、太溪、委中、阳陵泉。

43.至阳

肝郁气滞胸胁胀痛配期门、膻中、太溪、中庭；

湿热黄疸配腕骨、阳陵泉、大冲。

44.印堂

风寒头痛配风池、头维、合谷、三阳络；

少阳风热眩晕配风池、头维、太阳、率谷、中渚；

鼻渊配列缺、合谷、迎香；

风热目赤痛配合大阳、少商、睛明；

痰浊头痛配中脘、丰隆、百会；

肝阳.上亢眩晕配行间、水泉、阳陵泉；

热盛惊风配大椎、合谷、太冲、十二井穴。

45.太阳

风热头痛配风池、悬颅、颔厌、三阳络、合谷；

偏头痛配风池、太冲、角孙、悬颅、颔厌、头维；

风热目赤痛配合谷、太阳、睛明、少商；

面瘫配合谷、颊车、地仓、阳白、迎香。

46.耳尖

目赤肿痛、睑腺炎(麦粒肿)配少商、睛明、太阳、合谷、承泣；

风热咽喉肿痛配少商、尺泽、合谷、风池。

47.血压点

高血压配风池、合谷、太冲、太溪。

48.十宣

热盛昏厥配大椎、曲池、曲泽；

中风昏迷配百会、水沟、太冲、丰隆；

风热咽喉肿痛配合谷、曲池、少商。

49.内膝眼

膝关节酸痛配犊鼻、鹤顶、阳陵泉、足三里。

50.胆囊

急性胆囊炎配期门、大椎、侠溪、支沟、阳陵泉、太冲；

肝郁肋痛配胆俞、阳陵泉、太冲、期门、日月、丘墟。

51.阑尾

急性阑尾炎配上巨虚、天枢、地机、腹结、内庭、曲池；

脾虚消化不良配中脘、梁门、建里、三阴交、脾俞。

52.内踝尖

下牙痛配下关、合谷、二间；

腓肠肌痉挛配承山、飞扬、昆仑。

53.外踝尖

淋证配中极、次髎、足五里、蠡沟。

常用耳穴定位

一、耳郭分区

1. 耳轮

耳郭外边缘向前卷曲的部分。

2. 耳轮结节

耳轮外上方稍肥厚的结节状突起，又称达尔文结节。

3. 耳轮尾

耳轮下缘与耳垂交界处。

4. 耳轮脚

耳轮深入到耳甲腔的横行突起

5. 对耳轮

与耳轮相对的隆起处。

6. 对耳轮上脚

对耳轮向上的分支。

7. 对耳轮下脚

对耳轮向下的分支。

8. 三角窝

对耳轮上下脚之间构成的三角形凹窝。

9. 耳舟

对耳轮与耳轮之间的凹沟。

10. 耳屏

耳郭前面的瓣状突起，又称耳珠。

11. 对耳屏

耳垂上部与耳屏相对的隆起。

12. 屏上切迹

耳屏上缘与耳轮脚之间的凹陷。

13. 屏间切迹

耳屏与对耳屏之间的凹陷。

14. 轮屏切迹

对耳屏与对耳轮之间的凹陷。

15. 耳甲

是由对耳屏和弧形的对耳轮体部及对耳轮下脚下缘围成凹窝。

16. 耳甲艇

耳轮脚以上的耳甲部。

17. 耳甲腔

耳轮脚以下的耳甲部。

18. 耳垂

耳郭最下部无软骨的皮垂。

耳轮脚为耳轮1区；耳轮脚切迹到对耳轮下脚上缘之间的耳轮分3等份，自下向上依次为耳轮2区、3区、4区;对耳轮下脚上缘到对耳轮上脚前缘之间为耳轮5区:对耳轮上脚前缘到耳尖之间的耳轮为耳轮6区;耳尖到耳轮结节上缘为耳轮7区:耳轮结上缘下缘轮8区:耳轮结节下缘到轮垂切迹之间分为4等份，自上而下依次为耳轮9区、10区、11区和12区。

三、耳穴定位示意图

1.耳垂相当于头面部。

2.对耳屏相当于头和脑部。

3.轮屏切迹相当于脑干。

4.耳屏相当于咽喉、内鼻、肾上腺。

5.屏上切迹相当于外耳。

6.对耳轮相当于躯干。

7.对耳轮下脚相当于臀部。

8.对耳轮上脚相当于下肢。

9.耳舟相当于上肢。

10.三角窝相当于盆腔、内生殖器。

11.耳轮脚相当于膈肌。

12.耳轮脚周围相当于消化道。

13.耳甲艇相当于腹腔。

14.耳甲腔相当于胸腔。

15.屏间切迹相当于内分泌腺系统。

四、常用耳穴

1.耳轮穴位

（1）耳中

【部位】在耳轮脚处。

【主治】呃逆、荨麻疹、皮肤瘙痒症、咯血、出血性疾病。

（2）耳尖

【部位】在耳郭向前对折的上部尖端处。

【主治】发热、高血压、眼病、肝阳上亢诸症、风热咽痛。

2.耳轮结节穴位：风溪

【部位】在耳轮结节前方，指区与腕区之间，即耳舟1区2区交界处。

【主治】风证（皮肤病、外感、眩晕等）。

3.对耳轮穴位：交感

【部位】在对耳轮下脚末端与耳轮内缘相交处。

【主治】植物神经功能失调引起的诸种病症(失眠多汗、内脏器官神经官能症及性功能障碍等);内脏绞痛症(心绞痛、肾绞痛、胆绞痛等);无脉症、脉管炎、肢端动脉痉挛等。

4.三角窝穴位：神门

【部位】在三角窝后1/3的上部。

【主治】神志病、痛症、炎症、神经痛、高血压、过敏性疾病及戒断综合征(镇静安神要穴)。

5.耳屏穴位：肾上腺（别名"下屏尖"）

【部位】耳屏游离缘下部尖端。

【主治】不明原因引起的高热、低热，风湿性关节炎，腮腺炎，咳嗽，哮喘;过敏性皮肤病;高血压、无脉症、昏厥、脉管炎。

6.对耳屏穴位：皮质下（别名"脑"）

【部位】对耳屏内侧面。

【主治】大脑皮层兴奋与抑制失调而引起的多种病症，并有镇静安神、止痛、止呕、固脱作用。

7.耳甲穴位

（1）胃

【部位】在耳轮脚消失处。

【主治】胃痉挛、胃炎、胃溃疡、消化不良、恶心呕吐、前额痛、牙痛、失眠。

（2）肾

【部位】在对耳轮下脚下方后部。

【主治】腰痛、耳鸣、神经衰弱、肾盂肾炎、遗尿、遗精、阳楼、早泄、哮喘、月经不调(强壮保健穴)。

（3）肝

【部位】在耳甲艇的后下部。

【主治】胁痛，眩晕，经前期紧张症，月经不调，更年期综合征，眼病等。

（4）脾

【部位】耳甲腔的后上部，耳轮脚延长线以下。

【主治】腹胀，腹泄，便秘，功能性子宫出血，水肿，痿证，失眠等。

（5）心

【部位】在耳甲腔正中凹陷处。

【主治】心动过速、心律不齐、心绞痛、无脉症、神经衰弱、癔病、口舌生疮。

（6）肺

【部位】在心、气管周围处。

【主治】咳喘，胸闷，咽痛，皮肤病，便秘，自汗盗汗，鼻疾等。

（7）内分泌

【部位】在屏间切迹内，耳甲腔的前下部。

【主治】内分泌失调引起的各种病症、生殖系统疾病、变态反应性疾病(寻麻疹、湿疹、过敏性鼻炎、风湿性关节炎)。

（8）三焦

【部位】在外耳门后下方，肺与内分泌区之间。

【主治】便秘，皮肤病，水肿，耳鸣，耳聋，糖尿病。

8.耳垂部穴位

（1）眼

【部位】在耳垂正面中央部。

【主治】急性结膜炎、电光性眼炎、麦粒肿、近视。

（2）面颊

【部位】耳垂五、六区之间的椭圆形区域。

【主治】面神经炎、腮腺炎、三叉神经痛、痤疮、黄褐斑及面部美容。

（3）扁桃体

【部位】在耳垂正面下部。

【主治】急慢性扁桃体炎、咽喉炎、各种原因引起的发热。

9.耳背穴位：耳背沟(别名"降压沟")

【部位】在对耳轮沟和对耳轮上、下脚沟处。

【主治】高血压。

五、选穴原则

1.按相应部位选穴

胃痛——取"胃"穴

目病——取"眼"穴

肩痹——取"肩关节"穴

2.按中医辨症选穴

脱发——取"肾"穴

皮肤病——取"肺"、"大肠"穴

3.按经络辩证选穴

牙痛——取"大肠"穴

坐骨神经痛——取"膀胱"或"胰胆"穴

4.按西医学理论选穴

炎性疾病——取"肾上腺"穴

月经不调——取"内分泌"穴

5.按临床经验选穴

如"神门"穴有较明显的止痛镇静作用；"耳尖"穴对外感发热血压偏高有较好的退热降压效果。

6. 对疾病的耳穴治疗，应根据不同病症的需要。先选定主穴，然后再定配穴。要提倡少而精，一般以 2~5 个穴位为宜。

六、常见证候耳穴处方

1. 失眠：神门、肾、枕、心(多梦加胃)。

2. 高血压：降压点、交感、神门、心、耳尖放血。

3. 落枕：颈、神门、外生殖器。

4. 肩周炎：肩关节、肩、神门、锁骨、肾上腺。

5. 消化不良：小肠、胃、胰、胆、脾。

6. 便秘：大肠、直肠下段、皮质下、便秘点。

7. 偏头痛：太阳、神门、肾、皮质下。

8. 减肥：内生殖器、肾、大肠、三焦、内分泌、缘中、腹、颊。

9. 痛经：子宫、内分泌、交感、肾。

10. 耳鸣：肾、枕、内耳、外耳。

11. 牙痛：神门、上颌、下颌、牙痛点、喉、牙。

12. 近视眼：肾、肝、目、眼。

13. 感冒：内鼻、肾上腺、额、肺。

14. 咳嗽：平喘、肾上腺、咽喉、肺、枕。

15. 胸闷：交感、心、胸、肺、平喘。

16. 支气管炎：支气管、神门、平喘、肾上腺。

17. 哮喘：交感、神门、平喘、肾上腺。

18. 中耳炎：肾、内耳、内分泌、外耳。

19. 晕车预防：枕、内耳、胃、神门。

20. 扁桃体炎：扁桃体、耳尖、咽喉。

21. 中暑：神门、心、胸、枕。

22. 眩晕：神门、肾、枕。

23. 胃痛：神门、胃、脑、交感、脾。

24. 美容：内生殖器、肾、肺、肾上腺、皮质下、面颊区。

25. 痤疮：神门、大肠、面颊、肺、屏间、脑、肝。